サイレントキラー
血圧が120を超えたら読む本

はじめに

皆さんは、自分の「血圧」のことをどのくらい気にしていますか？　職場や自治体の健康診断を受けた後、結果が返ってきても「ざっと読み流すだけ」「うろ覚えのまま」になっていませんか？　しかし、もし血圧が１２０／80㎜Hg以上だったら、将来、命を脅かす大病を発症したり、脳機能が低下して仕事や生活の質を著しく落としたりする「殺し屋」がすでに体をむしばみ始めているかもしれません。

血圧とは血液が血管の壁を押す圧力のことで、これが慢性的に高い状態を高血圧といい、血管が傷み破れたり詰まったりする要因になります。高血圧の国内における推計患者数は約４３００万人（日本高血圧学会「高血圧治療ガイドライン２０１９」）で、数ある生活習慣病のなかで最も多いのが高血圧です。高血圧を放置していると、脳や心臓といった生命の中枢を担う臓器にダメージが及ぶリスクが高まるのが問題です。例えば脳卒中は、日本人の死因第４位（厚生労働省「人口動態統計月報年計」２０１８年）で、高血圧が引き金となります。

脳卒中の平均発症年代は60代以降ですが、若年者といえる30代男性の約20％、そして40代男性では約40％が高血圧ともいわれています（厚生労働省「国民健康・栄養調査」２０１８年）。

有病率は減っており、受診者が増えているようです。

　高血圧がやっかいなのは、自覚症状がないまま全身の血管にダメージを与え続けることです。10～20年もかけてじわじわと血管を痛めつけ、ある日突然、大きな発作を起こし、取り返しがつかなくなる――その怖さからサイレントキラー（物言わぬ殺し屋）との異名をもつほどです。近年の研究から、高血圧の状態が長ければ長いほど、つまり、若いうちから高血圧の人ほど、脳卒中の死亡リスクが高いことも分かってきています。30代、40代でも脳卒中は起こり得ます。たとえ若くても高血圧になると、脳の血管が破れたり詰まったりすることによる突然死のリスクを抱えてしまうことになるのです。

　高血圧は脳内に張り巡らされている細い血管にもダメージを与えます。こちらは、先に述べた命に関わる大病には直接影響しないものの、脳細胞へ酸素や栄養を運ぶ経路が寸断されたり、細くなったりするため、脳の働きを低下させる要因になります。近年では、アルツハイマー型認知症との関係も指摘されています。こちらも、若いうちからの高血圧を見過ごしていると、さしたる自覚症状がないまま脳が少しずつ損傷を受け、第二、第三の人生をむかえる60、70代になったときに、思考力や記憶力などの脳機能が同年代に比べ明らかに落ちてしまう恐れがあるのです。場合によっては日常生活に支障をきたすことも……いずれは社会的に殺されてしまうことになりかねません。これも、サイレントキラーの怖さといえます。

このように、若いからといって、高血圧を放置していてよい理由などないのです。日本高血圧学会による高血圧の定義は、家庭で測る値で１３５／85㎜Hg以上ですが、「１２０／80㎜Hg以上ご確認のほど宜しくお願い致します」だと先述の突然死を引き起こすリスクが高まることも分かってきています。

私は脳神経外科の専門医として、日々１００人以上の患者さんを診ており、これまでの手術経験も５０００件以上に及びます。その経験からいえることは、若い頃からの高血圧を放置した結果、脳血管疾患を引き起こし、命を脅かしかねない状況に陥っているケースが非常に多いということです。当院の患者さんは60～70代が主ですが、聞けば若い頃から血圧が高めで……という方が大勢います。もっと早くから、高血圧を放置せず手を打っておけば、このような事態にならなかったのに……診察室で、手術室で、何度こう思ったことでしょう。

若い世代の方に、もっと高血圧の怖さを知ってもらいたい。そして命に関わる疾患を遠ざけ、〝頭の冴え〟もばっちりと、脳のパフォーマンスを維持し、長く健康な人生を歩んでほしい。そのような思いから、筆を執るに至りました。30代、40代の皆さんにはまだ時間があります。〝物言わぬ殺し屋〟は、若いうちから生活習慣を少し見直せば、追放できるのです。

本書では、そもそも高血圧とはどのような状態を指すのか、高血圧になるとなぜ危険なのかを、特に私の専門分野である脳との関係に重点をおいてひもとき、血圧を適正にコントロールするために今すぐできる実用的なアドバイスや、ＩｏＴを活用した血圧管理法など、時代の先端を行く情報も盛り込んでいます。この一冊で血圧のすべてが分かり、自分で血圧を適正範囲にキープできるようになる、充実の手引書になったと自負しています。

この本を、一人でも多くの、高血圧で命を落としたくない、脳機能を低下させたくないと思う若い世代の方が手にとってくだされば、これに勝る喜びはありません。

CONTENTS

第2章
なぜ脳血管疾患が起こるのか——
高血圧は「血管の質」を落とす

CONTENTS

第4章
高血圧の影響は仕事にも⁉
血圧のコントロール不良は脳のパフォーマンスを低下させる

CONTENTS

CONTENTS

CONTENTS

チェックシート

その〝うっかり〟〝度忘れ〟〝頭が真っ白〟、高血圧のせい!?

脳のダメージ危険度チェックシート

- □会話で固有名詞が出てこない
- □昨日の出来事がすぐ思い出せないことがある
- □当然知っているべき人の名前を度忘れしてしまう
- □初めて行く場所でもないのに、道に迷ってしまったことがある
- □仕事の段取りでまごつくことがある
- □予定を忘れて迷惑を掛けたことがある
- □会議で発言中、自分が何をしゃべっているのか分からなくなるときがある
- □企画書や報告書の作成に手間取るようになった
- □新しいことがなかなか頭に入ってこない
- □以前にもした話を、同じ人に繰り返して話してしまう
- □すでに持っているものを、ダブル買いしてしまうことがよくある
- □日中、眠くて仕方がないときがある

右に列挙した項目は、ビジネスシーンでありがちな失敗です。

大事な商談や、勝負どころに限って「度忘れ」したり「うっかり」したり、そんな経験は誰でも一度はあるでしょう。

しかし、それが毎日のように続いたり、以前はそうでもなかったのに、年々増えてきたりしていたら、もしかしたら高血圧が原因かもしれません。

思い当たることが多いほど、あなたの脳は高血圧によりダメージを受けている可能性があります。詳しくは第4章を参照ください。

第1章

検診で「120」を超えたら
早死に予備軍!?
高血圧が突然死を招く
脳血管疾患を引き起こす

若者の脳疾患リスクは年々高まっている⁉

何かあったら一巻の終わり……数ある病気のなかでも、特に脳の病気は恐れられている病気の代表格といえるでしょう。

十数年前のことです。総合病院の勤務医時代、ある日一人の男性が救急搬送されてきました。年齢は43歳。解離性動脈瘤が破裂してクモ膜下出血を起こしていました。解離性動脈瘤とは、脳の太い血管である動脈の壁が裂けて血液がたまり、瘤ができた状態です。その瘤が破裂すると、血管の外へ血液が漏れ、脳に回ってしまいます。脳を覆っているクモ膜の下に血液が広がることから、クモ膜下出血と呼ばれています。クモ膜下出血は発症すると、半数は命が助からないとされ、この患者の場合も、死の一歩手前という状態でした。幸い発作から搬送までの時間が短く、迅速な処置が行えたため、一命をとりとめることができましたが、半身に麻痺が残り、数カ月に及ぶ病院でのリハビリを受けたものの、元の職場への復帰はかなわなかったとあとで聞きました。特に病歴などなく、家族の話では発作の前触れもなく直前まで普段どおりだったとのことですが、搬送時のバイタルチェックでは目を疑うようなデータが出ていました。血圧が１８０㎜Hgを超えていたのです。この方は重症の高血圧であり、高血圧緊急症といって脳や心臓、腎臓、網膜などの臓器に急激な障害が及ぶレベルに達していました。

こんな話もあります。

私の知り合いの弟さんは毎朝５㎞のランニングが日課で、帰ってくれば夏なら冷たいシャワーを、冬なら熱い風呂に入ってすっきりするのが楽しみだったそうです。冬のある寒い日、いつものように走ってから風呂場へ。ところがいつもならせいぜい20分程度で出てくるのに、その日は1時間経っても出てきません。不審に思った家族が風呂場をのぞいたところ、浴槽に沈みかけぐったりしている彼を発見。すぐさま救急搬送し、懸命な治療が施されましたが4日後、残念ながらお亡くなりになりました。死因は脳幹出血。脳幹は呼吸等の生命維持の中枢を担う部位であり、多くの場合、出血するとほぼ同時に意識消失し、死に至ります。ヘビースモーカーで食事の面でも脂っこいものを好み、中性脂肪や総コレステロールの値が悪いことも、会社の健康診断で指摘されていたとのことでした。血圧も、具体的な数値は不明ですがかなり高いことが分かっていたものの、どこが痛いわけでもないし、と気にしていなかったそうです。こんなことになるなら医者へ行くようもっと強く言えばよかった……と、家族の方は後悔してもしきれない様子だったと知り合いから聞きました。

この方も40代。仕事で要職を任され、将来を期待されていた矢先のことでした。

脳卒中や脳腫瘍、あるいは認知症など、脳疾患と聞けば誰でも2、3はすぐ、なにかしらの病名が頭に浮かぶのではないでしょうか。それは脳疾患がテレビの健康番組など、メディアにも比較的よく取り上げられていることも影響しているのかと思います。それだけ世間の関心が高い分野である、ともいえるでしょう。

ほかをおろそかにしていいわけではありませんが、脳が損傷を受けると多くの場合、人生ががらりと変わってしまいます。体のなかではとりわけ、気をつけたい部位だと誰もが思っているのではないでしょうか。それにもかかわらず、脳卒中をはじめとした、脳を通る血管が損傷し起こる脳血管疾患は、日本人の死因の常に上位を占めています。

先にご紹介したクモ膜下出血や脳幹出血も脳卒中の一つである脳出血に属する病気で、1回の発作が命とりになります。たとえ一命はとりとめても、発症前と同じ生活をするのが困難な、重い後遺症を背負うことが少なくありません。死因の上位に君臨する脳血管疾患は、65歳以上の高齢者に多い病気です。厚生労働省「患者調査」によると男女とも60代から増加が顕著となり、70代後半がピークとなっています（図表1）。

それでは、若い世代は心配ないか、といえば決してそのようなことはありません。冒頭で紹介した2つのケースはいずれも40代です。高齢者と比べれば確かに数はぐっと少なくなりますが、リスク要因が重なれば若い人にも起こり得ます。年齢別の発症データでは若年層に少ない

図表1　脳血管疾患の年齢別患者数

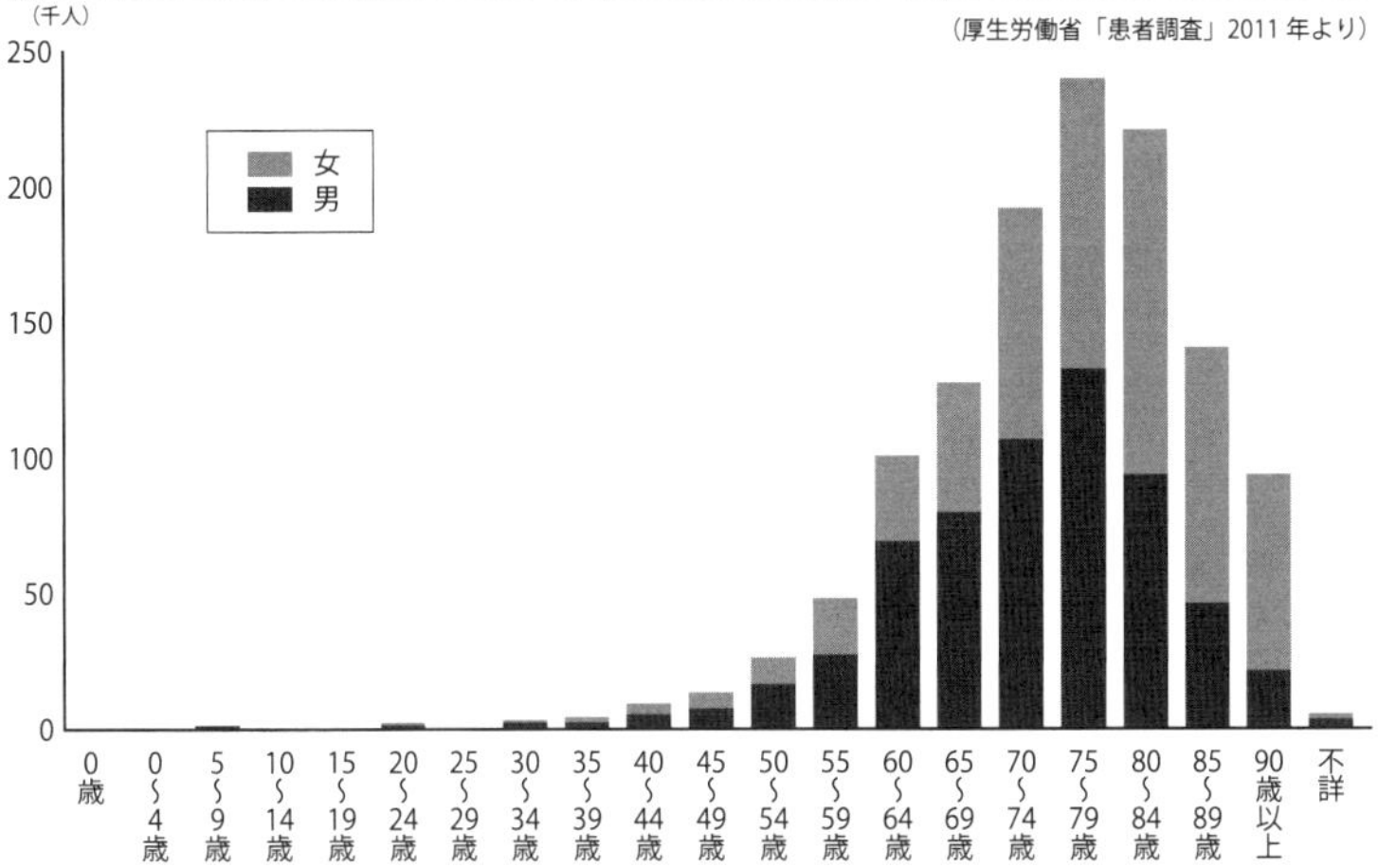

（厚生労働省「患者調査」2011年より）

から、といって、「あなたに」起こらない、という保証はないのです。

いわゆる勤労世代に絞ったデータでは、患者数は40代から増え始め、60代前半では男性で40代前半の4倍、女性で6倍にも達しています。また、発症には至っていないものの、30歳前後の若い世代は脳血管疾患を起こす潜在的なリスクが年々高くなっているのではないかと懸念されます。

発症率を高め得る要因を、現代の若い世代はたくさんもっていることを示唆する研究は数多くあります。例えば、肥満。メタボと呼ばれる内臓脂肪型肥満は、脳血管疾患のリスク要因の一つです。目安としてBMI（ボディマスインデックス。体格指数：体重（kg）÷身長（m）÷身長（m）で算出）が25以上になると肥満とみなされますが、男性は全年代で右肩上がりの傾向です。

将来の脳疾患リスクを確実に上げる「高血圧」

肥満の背景にあるのが、脂質の過剰摂取といわれています。１９７０年頃日本に米国流のファストフードが登場し、広まっていくとともに、食生活の欧米化が加速し脂質の摂取量も増えていったという説もあります。

図表2は１９４６年代以降の摂取栄養の割合を示していますが、この調査でも明らかに脂質の摂取量が増えていることがわかります。

ただし、考えようによっては「肥満」は明らかに体形に現れますから、太ってくれれば「これはまずい」と自戒できます。今までにさまざまなダイエットブームが入れ替わり立ち替わり世間をにぎわせているのがその証左ともいえるでしょう。

一方、なかなか自分では気づきにくいリスク要因もあります。その多くは目に見える症状がなく、血液検査などの間接的なデータからしか分かりません。なかでも脳や心臓など、命と直結する臓器の文字どおり「命運」を分ける要因が、先の2つのケースで、命を脅かす疾患のト

図表2　日本におけるエネルギー摂取の変化

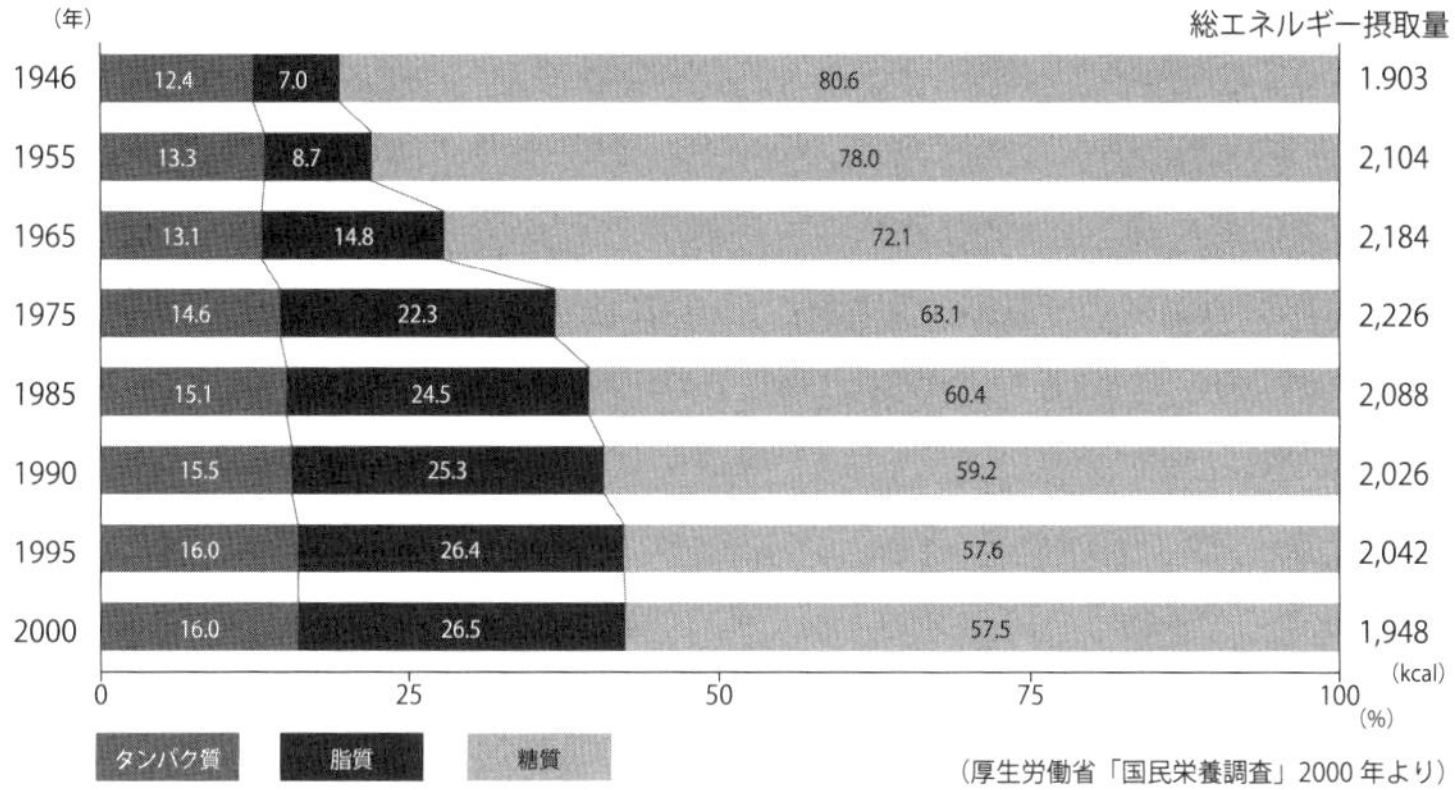

（厚生労働省「国民栄養調査」2000年より）

リガーにもなった〝見えない難敵〟、高血圧なのです。

テレビや書籍、雑誌、ネットの健康情報で、「高血圧」はよく取り上げられるテーマの一つです。若い世代の方でも「高血圧は体によくない」ということくらいは、なんとなく分かっていると思います。カッとなったり、イライラしたりしている人に「血圧上がるよ〜」なんて冗談が出ることからも、血圧は必要以上に高くなってはいけないんだ、という意識はある程度の大人であれば皆もっているのではないかと思います。でも、それではどのくらい高いとよくないのか、高いとどうしてよくないのか、までは特に若い世代の人はよく知らない、というのが実情ではないでしょうか。

近年のさまざまな調査・研究から、血圧が高くなるほど脳卒中のリスクも高まることが明確になってきています。国内では久山町研究といって、九州大学久山町研究室が福岡県久山町の住民を長期にわたり追跡調査し、疾患と生活習慣等との関連を明らかにする研究が有名ですが、その研究によると、血圧が高くなるにつれ、脳卒中の発症リスクが高まり、１８０－１１０以上になると、正常とされる１２０－80未満の約８・５倍にもなることが報告されています。

また、若い人の高血圧と心疾患との関連を調べた興味深い研究結果が２０１８年に発表されています。韓国の20～39歳の若年成人、約２４９万人を約10年間、追跡調査したところ、高血圧群で正常血圧群よりも心血管疾患の発症や死亡が明らかに多かったというものです。この研究ではサブ項目として脳卒中の発症率も検証しており、こちらも高血圧群で高いことが分かっています。（注：このときの「高血圧」の定義は、米国心臓病学会〈ＡＣＣ〉／米国心臓協会〈ＡＨＡ〉が２０１７年に発表した高血圧ガイドライン〈ＡＣＣ／ＡＨＡガイドライン２０１７〉に則っており、ステージ１：１３０～１３９／80～89㎜Hg、ステージ２：１４０／90㎜Hg以上の２つに分類されています。なお、日本の高血圧学会も同じ基準が採用されています）。

脳卒中の場合、約10年間の追跡期間中、男性の正常血圧群での発症率は10万人あたりで計算すると年67人だったのに対し、男性のステージ1高血圧群では90人で、23人／10万人年の差がありました。単純計算で１・３倍以上もリスクが高いといえます。女性は被検者が少なく、約２４９万人のうち約79万人のデータとなりましたが、こちらも正常血圧群での発症率が51人／10万人年だったのに対し、ステージ１高血圧群では79人と28人／10万人年の開きがありました。この研究報告は世界５大医学雑誌として名高い「Journal of the American Medical Association（ＪＡＭＡ）」２０１８年11月６日号に掲載されました。

ここで注目してほしいのは、高血圧のステージ１の数値「１３０㎜Hg」です。もし、直近の健康診断の結果があったら、比べてみてください。「あれっ、自分も結構１３０㎜Hgに近い」「１３０㎜Hgってそんなに高いわけじゃない」ことに気づくのではないでしょうか。

そうなのです。「ちょっと高め」程度の高血圧でも明らかに、将来の脳卒中リスクが高まる、ということを先の研究は語っているのです。

１３０㎜Hgでリスクが高い状態になってしまうのですから、予防のためにはもっと前の段階から手を打つ必要がある、と私は考えます。そこで私は、「１２０㎜Hg」を若年者における高血圧の入り口と考え、20〜30代でこの数値以上になった場合を「若年性高血圧」とし、血圧を下げる対策をとるべき、と主張しています（注：ただし、血圧が上がってしまう疾患がありますので、そうした疾患にかかっている人は除きます）。血圧が少しでも気になる人は、「１２０㎜Hgがボーダーライン」、それ以上になると危ないと覚えてください。

無症状のまま、死のロードへ

繰り返しになりますが、血圧が１２０㎜Hgを超えたからといって、どこかが痛むわけでも、熱が出るわけでもありません。治療が必要なほど高い数値でしたら、若い人であろうが「これはおかしい」と、医療機関を受診する気になろうというものです。しかし１２０㎜Hg程度なら、「別にどこも調子が悪くないし、まあいいか」と、見て見ぬふりをする人もいると思うのです。まして年に一度程度しかない健康診断での数値だったら、「今回はたまたま」と言い訳したくもなるでしょう。それも「高血圧は高齢者がなるもの」という思い込みがあるからこそかもしれません。自分はまだまだ大丈夫、20～30年後になったら考えよう、なんて〝問題の先送り〟をしがちです。

しかし先のＪＡＭＡ掲載の報告は「ちょい高」でも警戒すべきであることを物語っています。すでにこの時点で、この先命が縮まるほうへ行くか、永らえるほうへ行くかの岐路に立っているのです。「たまたま」「まだまだ」は命が縮まる道へと誘導される甘い言葉。惑わされないでください。

高血圧が進めば体の中の血管に異常が生じ、深刻になっていきます。しかし症状が出ないため、どれだけ危険な状態なのか自覚できません。ボロボロになった血管を取り出せたとしたら一目瞭然というほどひどい傷み具合でも、もちろんそんなことはできませんから分かりませんし、そのような状態でも血管はうんともすんともいいません。命の危険と紙一重の状態になってもヘルプを出さないのです。本人は命に関わる事態とは夢にも思っていない。それが高血圧の怖さなのです。

例えば心筋梗塞の場合、すべてのケースではないのですがその前段階として狭心症という発作が続く場合があります。胸が締め付けられるようになり息苦しくなるのが特徴ですが、しばらくするとおさまり、狭心症で命を落とすことはありません。しかしその段階で適切な治療をすれば、命に関わる心筋梗塞の発作を予防することは可能です。心筋梗塞を起こしたときの、冠動脈という心臓を通る太い血管は、実に95％以上詰まっていることも少なくありません。血管がほとんどふさがってしまっていても、発作を起こす直前まで普通に過ごしているのです。だからこそ、「突然死」という悲しい結末も起こり得るということです。

脳に関しても、後述しますがＴＩＡと呼ばれる短時間の麻痺などの前兆症状が知られているものの、すべての人に起こるわけではありません。またＴＩＡを起こすと数日内に本格的な脳卒中の発作を起こす確率が高いともいわれており、ＴＩＡが起きてから慌てても、予防のためにできる手立てはそう多くはありません。第3章で詳しく話しますが、この時点ではすでに血管に相当「がた」がきており、元どおりのきれいな状態にすることなど不可能だからです。それだったら、なにも症状が起こっていない今のうちから、血圧を下げる努力をするほうがよほどラクですし、健康で長く過ごせる効果も高いのは明白です。
限られた人生の時間を、防げたはずの病のために長く費やしてしまうのは得策とはいえません。

あなたはすでに「分かれ道」に立っている

どんなに深刻な病でも、あらかじめリスク要因が分かっているものならば、実は発症してしまう前から選択肢はいくつかあり、その選び方によってはハッピーエンドにもなるし、最悪の結果にもなると私は考えます。そして若い年代の人ほど、そうしたいわば人生のロードマップは先が長いわけですから、手詰まりになる前に余裕をもって、最悪の結果を回避する行動を起こしやすいといえます。高血圧を当てはめてみましょう。ともに30代のAさんとBさんがいて、血圧も同じくらいと仮定します。

Aさんは高血圧の怖さを知っており、健康診断で上の血圧が１２０㎜Hgを超えたときに、「ちょっと高いな」とすぐ対策をとることにしました。後述しますが血圧対策にはまず減塩がすすめられます。Aさんも、自分が塩辛いものを好きだという自覚があったので、できるだけ薄味にするよう努力を始めました。

一方、Ｂさんは血圧には無頓着です。健康診断の結果が返ってきて、血圧が１２０㎜Hgであることをちらっと見たのですが、「去年もこのくらいだったっけ……」とつぶやきながら、結果表を引き出しにしまいこんでしまいました。口に出してみたものの、去年の数値がどうだったかさっぱり覚えていません。

さて、２人の態度がその後ずっと変わらなかったとして、10年後どうなるか。40代になったＡさんはすっかり薄味好みに。血圧も正常範囲内をキープしています。そして健康診断時には血圧以外の、血糖値や脂質にも気をつけるようになりました。40歳を過ぎると、がんを含むさまざまな生活習慣病のリスクが上がり、がん検診の対象にもなります。Ａさんは30代のうちから血圧に気をつけるようになったことがきっかけで、健康管理全般ができるようになっていたのです。

対するＢさんは、相変わらず健康診断の結果はなんとなく眺めるだけ。血圧だけでなく、血糖値や中性脂肪などの数値も高くなってきているものの、それらがどんな影響を及ぼすのかピンときていないため、「今、別に具合の悪いところはないから」とそのままにしています。10年間で２人の行動には大きな違いが出ており、それは血圧の値にも反映されるでしょうし、ほかの指標や全身状態も、10年間で大きく差がついてしまっていることが考えられます。それでも、もしＢさんが40代の時点で、高血圧の怖さに気づき、対策をとれたとすれば、まだ良いかもしれません。ただし30代のときなら１２０㎜Hgだった血圧は、40代まで放置していれば

１３５㎜Hgであるとか、あるいはもっと高くなっているかもしれず、そこから下げようとするのは１２０㎜Hgから対策をスタートさせたときよりもたいへんになるでしょう。無理やがまんをしなければならない場面が多くなるかもしれません。もし治療が必要な段階になってしまっていたとしたら、医療費もかかります。もっと早いうちから「高血圧対策を始める」道を選んでおけば、医療機関にかかるコースに入らずにすんだかもしれません。ましてここに及んで「高血圧対策をしない」道を選んでしまうと、時間が経つほどに命の危険が増してしまいます。気づいたときには溺れかけている……ということになりかねません。

このように、「高血圧対策をしない」道を選び続けることは、自ら好んで悪いほうへ悪いほうへと人生のロードマップを進んでいくようなものです。命が危険にさらされたときに引き返そうとしても、数十年分の道のりをなかったことにすることはできません。

人生１００年時代には「健康投資」マインドが必要

私たちは日々、さまざまなことに「投資」をしています。「お金」だけではなく、「時間」や「労力」などを使うことも投資といえます。例えば資格をとるために日夜勉強に励んでいることも投資といいますし、何か大きな夢をもっていて、それを実現するためにいろいろな経験をつむことも投資といっていいでしょう。将来の自分が「理想の自分」になるための行動、努力も含めたニュアンスであることが多いと思います。

それでは、「健康」に対してはどうでしょうか？　「人生１００年時代」といわれている今、「健康」でいることは、これからの人生をより楽しく生きていくために大事なことです。将来の自分が「健康な状態」でいるために、なんらかの投資をしていますか？

米国をはじめとする海外先進国では、企業経営者が自身や従業員の健康に投資することこそ、利益を生むという「健康投資」「健康経営」の考え方が浸透してきています。公的医療保険制度の対象者が限定的で、病気にかかると多額の医療費を支払わなければならないという国の事情もあるのでしょう。名だたる経営者が自らの健康管理も積極的に行うとともに、従業員の健康を維持する施策も積極的に行っています。そうするほうが、企業経営にもプラスだからです。

国内でも２０１７年以降、経産省が従業員の健康維持・向上の取り組みを行っている企業を「健康経営優良法人」とし、その認定制度や顕彰制度を推進しています。働き盛り世代の健康管理の大切さは今後ますます周知されていくものと考えられます。

個人においても、健康維持向上のために努力する、すなわち投資することが収入増や社会的地位の向上につながるという考え方が経営者中心に広がりつつあります。優秀な経営者ほど自身に対しても従業員に対しても、健康であることに重きをおいているといえるでしょう。

こうした健康への投資の重要性が周知されることを、私は歓迎します。私は脳神経外科医ですから、特に生きるうえで重要な脳の健康に留意すべき、と考えます。しかし、現実にはどうでしょうか。確かに「健康のためにジョギングしています」「スポーツクラブに通っています」という人はいます。「体にいいものを選んで食べています」「太らないよう食べすぎに注意しています」という人もいますが、そういう人はそもそも今の時点でそう問題がない、つまり健康な人がより健康であるため、健康を維持向上するための「積み増し」のような位置づけと思われます。それが悪いということではありません。しかし一方で、今の時点で健康の残高不足が懸念される人、あるいはすでにマイナス通帳になっている人ほど、現実を見ておらず、健康投資もできていないのではないかと心配されるのです。

　まだ若くて病気と無縁な生活を送っていると、ともすると「健康であって当たり前」つまり特別そこに投資しなくても自然と手に入るかのような錯覚に陥りがちです。身近な例をとれば、ちょっとくらい暴飲暴食しても、翌日胃が重いと感じる程度で何事もなく過ごせますし、くたくたに疲れていても一晩寝たらけろっとしていたり、など、若いうちは回復が早く、それが病気のもとになるとは考えにくいものです。しかし、今はそれで問題がなくても、歳を重ねたらどうでしょうか。２０１９年の厚生労働省の発表では、日本の平均寿命は男性が81・41歳、女性が87・45歳とのことでしたが、一方で健康寿命は男性72・14歳、女性74・79歳と約９～12年もの開きがあります（健康寿命とは、介護や介助などの、人の助けを借りることなく日常の生活動作が一人ででき、健康的な生活を送れる期間です。日常の生活動作とは起床や着替え、食事、入浴、トイレなど、毎日の暮らしでルーチンといえる動作全般を指します）。

現実に、10年前後は人の手助けが必要になる、というデータが出ているのです。もちろん元気な高齢者もいますので、皆が皆そうなるとは限りませんが、若いうちから健康へ投資していれば、その期間を短くしたり不要にしたりすることが可能なのです。しかもこの投資、大きな元手を必要としません。生活習慣の見直しが中心であり、高価なサプリや器具を買う必要もなく、せいぜい家庭でこまめに血圧をモニタリングする方法として、血圧計やスマートウォッチといったデバイスを紹介しているくらいです。

そして、お金の場合はハイリターンを望むとリスクもそれなりにありますが、健康への投資はその点〝手堅い〟のが特徴です。方法を間違えなければやって損をすることはありません。お金に関しては、老後資金としていくら必要かといった記事は今や山ほど出てきます。それだけ世間の関心が高いということでしょう。しかし、どんなにお金が貯まっても、健康でなければ持ち腐れになってしまいます。将来のための財産形成と同じように、将来の健康も今からこつこつつくっていく、そういう「健康投資」マインドが、長寿国の日本には必要ですしもっと一人ひとりのなかで育ってほしい、と私は考えています。

現状は、「ぴんぴんころりがいいねえ」とは言いつつも、そのためにこつこつ、資金形成するのと同じように健康づくりを行っているという人は、一部の意識が高い人を除き、まだまだ多くはないでしょう。

健康投資の大切さが理解できたとしても、「では若いうちから何に投資し取り組んだらいいか、今一つピンとこない」というとまどいの声も聞こえてきそうです。そこで私は、声を大にして言いたいのです。まずは「血圧管理」に投資しませんか？と。血圧が高めの人は下げるようにする、正常な人はそれを維持する。それこそが、若い人にとってプライオリティの高い健康投資、全員に勧めたい投資入門編、と考えます。高血糖や脂質異常は高血圧とも絡みあって悪化していくことが知られており、血圧がまったく関与していないとはいえないと考えます。よって、高血圧を改善すれば、生活習慣病のうち、半分程度は回避できる可能性がある、と推察できます。血圧が正常に保てれば、脳血管だけでなく心血管の重大な病気の予防になります。それだけ高血圧は多くの疾患に関係しているのです。血圧が正常ならば「引き金がひかれない」可能性が高いのです。

ここまで読んで「今から血圧に気をつけておくほうが将来、得だな」と思った方、また「今から気をつけないとまずいことになるかも」と思った方は、同時に「健診の数値をちゃんと見て、気にする」ことの大切さにも気づいてもらえたのではと期待しています。体重や体形は気にしても、体の中の状態には自覚症状がなければ目が向かず、こんなものかな、ちょっと高いけどまあいいか、で、気づいたら1年経ってしまっていた……そんな人が多いのではないでしょうか。繰り返しますが、１２０㎜Hgは、高血圧への道の入り口と思ってください。そしてできるこ

図表3　成人における血圧値の分類

（日本高血圧学会「高血圧治療ガイドライン2019」より）

分類	診察室血圧（mmHg）			家庭血圧（mmHg）		
	収縮期血圧		拡張期血圧	収縮期血圧		拡張期血圧
正常血圧	＜120	かつ	＜80	＜115	かつ	＜75
正常高値血圧	120-129	かつ	＜80	115-124	かつ	＜75
高値血圧	130-139	かつ/または	80-89	125-134	かつ/または	75-84
Ⅰ度高血圧	140-159	かつ/または	90-99	135-144	かつ/または	85-89
Ⅱ度高血圧	160-179	かつ/または	100-109	145-159	かつ/または	90-99
Ⅲ度高血圧	≧180	かつ/または	≧110	≧160	かつ/または	≧100

※正常高値血圧・高値血圧は、高血圧になるリスクが高まっている状態

となら、年1回の健康診断時だけではなく、日頃の生活のなかで血圧をチェックする習慣が、若い人に根づいたらなあ、と私は願っています。体重や、体脂肪などの体組成は、家庭用機器の発達もあり若い方でも結構こまめに測っているのではないでしょうか。もっとも、ダイエット目的など外見を気にして、という人も少なくないのでしょうけれど、それと同じくらい、体の中の状態も気にかけてほしいのです。

今でもよくいわれますが、血中の中性脂肪やコレステロールが高い状態を「血液ドロドロ」などとたとえられることがあります。医学的に適切とはいえないと思いますが、体によくない印象をもってもらうにはキャッチーな言葉だと思っています。自分の体の中を、ドロドロした血液が巡っていると想像すると、決して気分がよくなりはしないでしょう。それと同じように、血圧に関しても想像してほしいのです。うまい言葉が見つかりませんが、血管

壁に当たる血液の勢いが強くて、血管が悲鳴を上げているようなイメージです。それが、１２０㎜Hgを超えると始まる、と思ってください。自分が血管のことを思いやり、人任せにせずに病気を予防しないと、血管はどんどん傷んでしまうのです。

Column

治療法は発達するも、治療は進まず……「ハイパーテンション・パラドックス」

高血圧の診断や治療法は年々進歩しており、検査も簡便、優れた治療薬も数多くあるにもかかわらず、高血圧患者さんの多くがなかなか改善に向かわない現状をあらわした言葉に「ハイパーテンション・パラドックス」があります。

これは２００９年、Chobanian 博士によって提唱された概念で、健診などで高血圧と指摘されても受診に至らない人が多いことも含まれています。

わが国においても、１９９０年代後半より有力な降圧薬が次々と登場し、治療ガイドラインも定期的に刊行されていますが、患者さんの降圧目標達成率は男性30％、女性40％と低い値にとどまっています。

これは高血圧が、投薬治療だけでは良好なコントロールが難しく、食生活をはじめとした生活習慣の見直しが重要であることと、そもそも高血圧にもかかわらず受診をしていない人が多いことが問題と考えます。パラドックスをなくすためには、高血圧が将来の健康にいかに深刻な悪影響をもたらすかを一人ひとりが認識し、検査や治療に前向きになっていただくことが重要です。

第2章

なぜ脳血管疾患が起こるのか――高血圧は「血管の質」を落とす

血圧とは、血流が動脈を押す力

冷酷で思いやりのない人のことを「血も涙もない人間」などということがありますが、どんな人間であっても当然ながら、体内には多量の血液が常に巡っています。その量、成人で約５ℓ。体重の８％程度といわれているので、例えば65kgの人なら約５・２ℓです。それが全身をひと巡りするのにかかる時間はたった1分間。意外に速い、と思いませんか？

血液は細胞への酸素や栄養素の運搬係。常に体をぐるぐる回って何十兆ともいわれる細胞一つひとつに酸素や栄養素を届け、不要物を回収します。これが滞ってしまうと細胞は生きることができません。当然、人体そのものにも影響が及びます。脳の場合は、ブドウ糖がエネルギー源となりますので、脳血流が常にそれを脳細胞へと供給しています。思考や記憶などの脳活動はもちろん、生命を維持するために不可欠であることは、今さらいうまでもないでしょう。この血液循環の動力となっているのが、心臓によるポンプ機能です。今はあまり見かけないかもしれませんが、自転車のタイヤに空気を入れるときにハンドルを上から押して、その圧で空気を送り込むのと同じようなイメージです。

ただし心臓は空気入れのように手で押すわけにはいきません。心臓そのものが収縮して、血液をわっと押し出しています。その数、1分間に50～70回程度、1秒に1回前後ですから、1分間で約20回といわれるまばたきよりも頻回、かつコンスタントです。当たり前のことですが、心臓は人の意思で止めたり、緩急をつけたりなどできません。心臓の筋肉を心筋といいますが、心筋は手足など体を動かす筋肉と同じ骨格筋でありながら、胃腸などの体内の臓器の筋肉と同じ不随意筋でもあり、複雑な電気信号により自ら収縮しています。

さて、「ポンプ」のたとえにふさわしく、心臓から血液が押し出されるときには勢いがあります。その勢いを受け止めているのが血管です。ホースを水道につなぎ水を流せば、ホースの先から水が出てきますが、このとき、ホースの内側にも水圧がかかっています。水はホースの内側を押しながら、先へ先へと流れているわけです。血管もホースと同じで、血液が流れる際、内側から押されています。このとき生じる圧が、血圧、というわけです。1分間に5ℓもの血液がひと巡りするのですから、その圧は相当なものです。アクション映画やホラー映画で血潮が噴き出すシーンを想像してみてください。ぱっと瞬時に血液が飛び散るさまはインパクトがあり、観客に恐怖感や緊張感をもたらします。オーバーな演出をしているんじゃないの?と思われる人もいるかもしれません。しかし、外科医の視点で見て、あれはあながち大げさともいえないのです。もちろん作品によってはちょっとやりすぎなものもありますが、私自身、開頭手術の執刀時に、動脈にメスを入れた瞬間、一面に血液が飛び散ることはよくあります。手術用のゴーグルを装着していても、それがたちどころに真っ赤に染まってしまうほどです。血液がいかに勢いよく流れているか、血管がいかに大きな圧を受けているか、改めて思い知らされます。ちなみに、成人では全血液量の3割以上を短時間で失うと、出血性ショックで命の危険にさらされるといわれています。

血圧が高い、低いと言われてもピンとこないのは、「単位」のせいもあるかもしれません。血圧の単位は「㎜Hg」、読み方は「ミリ水銀」または「ミリ・エイチ・ジー」がよく使われますが、ほかにも「ミリハーゲン」「ミリ水銀注メートル」などさまざまな読み方があります。水銀は、今では人体に害を及ぼす金属として、日常生活で使用するものからは姿を消しており、身近でないため、ますます、血圧を分かりにくくさせているように思います。

㎜Hgは1643年、世界で最初に大気圧を測定したイタリアの科学者トリチェリ博士が、ガラス管に水銀（元素記号Hg）を入れて大気圧を測定し、1㎜の水銀柱のもたらす圧力を1㎜Hgという単位として規定したことに由来します。血圧も、水銀を1㎜押し上げるのに相当する圧力が1㎜Hg、というわけです。なお、大気圧を測定したときの水銀の高さが760㎜だったことから、1気圧＝760㎜Hgとされています。㎜Hgは呼吸機能を測るときにも使われる単位です。ただし呼吸器の分野では、近年は同博士の名前から、Torrという単位を使うほうが多いようです。1㎜Hg＝1Torrなので、換算はいりません。血圧が120㎜Hgとしたら水銀を120㎜押し上げるのに相当する圧力をあらわしています。

今はあまり見かけることはなくなってきましたが、一昔前は機器に水銀柱が備わっており、その高さで血圧を測る水銀血圧計が広く使われていました。しかし、水銀が環境にもたらす悪影響が知られるようになり、２０１０年代に環境問題が世界的に議論されて以降、医療機器に水銀が使われることがなくなってきました。体温計も昔は水銀体温計でしたが、今はデジタルになっています。血圧計も水銀血圧計に変わり、腕に巻きつけるカフに脈波（血管壁の振動）を読み取るセンサーが内蔵された電子血圧計が広く使われるようになっています。

こうした経緯はあるにしても、水銀の高さでは血圧がどのくらい強いのか実感しにくいかもしれません。結局のところ、血液だったらどうなのでしょうか。血液と水銀では比重が違います。同じ体積だと血液１・05に対し水銀は13・6。水銀は非常に重い液体です。金属なのに液体？　と怪訝に思われるかもしれませんが、水銀の融点はマイナス39℃と金属のなかで最も低く、常温では液体なのです。この比重の違いで換算すると、例えば血圧１２０㎜Hgの場合、水は約１６３㎝H_2O。H_2Oは水の化学式です。血液も水と同じ比重ですので、血液なら約１・６ｍの高さまで噴き上げる圧になることがいえます。想像よりも強い圧だと思いませんか？　先ほどの、映画で血潮が噴きだすシーンが決してオーバーではない、ということがお分かりになると思います。もし血圧計が水銀ではなく、水を使ったものだとしたら、血圧計は数メートル級の高さがなければならず、ちょっとした塔のようなものになるでしょう。

１２０㎜Hgの場合、なにも抵抗がなければ成人が両手を広げた左右の長さくらいの血潮が飛ぶような圧を、動脈は絶えず受けているのです。より正確にいえば、心臓がどきんと拍動するたびに、それだけの圧を動脈は受けていることになります。心臓の拍動数≒脈拍数ですから、自分で手首に指を当て数えてみれば、拍動数が分かります。脈拍が１分間に70回程度とすると、１時間で４２００回、一日で10万８００回。心臓は一日当たり約10万回、拍動をして血液を全身に送り出しているということです。つまり、血管は血液を１・６ｍ噴き上げるほどの圧力を一日10万回受けていることになるといえます。もし血管の内腔（内側）に、圧を感じる神経が通っていたとしたら、人は血流の衝撃や圧迫感が強すぎて生きていられないでしょう。幸いなことに、血管には神経が通っていないため、破れれば１・６ｍ噴き出すような圧力も、私たちは感じずにすんでいます。ただ、それがゆえに、血圧が高くなっていても何も症状が出ず、気づかないのですから皮肉なものといっていいかもしれません。

血圧の値は２つある

さて、健康診断で血圧を測ると、２つの計測結果が出てきます。90－１２０、１０５－１３８といったように、です。高いほうを俗に「上の血圧」、低いほうを「下の血圧」といったりします。上の血圧とは、大量の血液が送り出された瞬間の値で、最も高い圧力となります。

このとき心臓がぎゅーっと最大限に収縮していますので、医学的には「収縮期血圧」といいます。一方、下の血圧は反対に、心臓が拡張しているとき。血液が心臓に戻ってくるためで、このときは圧力が最も低くなります。これは当然で、このとき仮に心臓が収縮して圧がかかっていたら、戻ってこられるものも戻れなくなってしまいます。こちらは医学的に「拡張期血圧」といいます。

上の血圧である収縮期血圧はともかく、下の血圧である拡張期血圧は、たいした圧はかかっていないのだから、別に測る必要もないのでは？と思われるかもしれません。ところが、血圧の値は上も下も大事。どちらが上がっても健康を脅かします。

Column

水銀式では〝血管の音〟を聴きながら測定する

血圧測定の歴史は約１００年前にさかのぼります。１９０５年、ニコライ・コロトコフというロシアの軍医が、カフ（腕帯）で上腕の動脈を圧迫／減圧したときに生じる血管音を聴診器で聴き取りながら血圧を測定する方法を発見しました。このときの血管音をコロトコフ音といい、この測定法はコロトコフ法（聴診法）と呼ばれるようになりました。上の血圧（収縮期血圧）と下の血圧（拡張期血圧）を客観的に測定する初めての方法です。

コロトコフ法では、カフで上腕部を圧迫して動脈を閉塞し、続いてカフを減圧していきます。すると、動脈が少し開いて血液が流れ出すとき、血管から「トントン」と、心拍に同期した音が聴こえ始めます。これがコロトコフ音（血管音）です。さらに減圧を続けると、ある時点で音が聴こえなくなります。コロトコフ音が聴こえ始めたときのカフの圧力を「収縮期血圧」、音が消えたときの圧力を「拡張期血圧」として読み取ります。

コロトコフ法による測定では、当初から、水銀式血圧計が使われました。今でも、水銀式血圧計を使用する場合、医師は聴診器でコロトコフ音を確認しながら目盛りを見て測定します。水銀柱の数値を見ているだけでは、血圧値は測れないのです。

昨今、広く使われている電子血圧計では、聴診器の代わりに、カフに搭載されたセンサーによってコロトコフ音に相当する脈波を検出し、血圧を測ります。

血流は1日24時間年中無休。血圧も常に変動している

血圧は一定ではありません。1日のなかでも、血圧は朝起きてから徐々に上昇し始め、活動する日中に高くなります。そして、夜になるにつれて下降していき、睡眠中はさらに下降する、という一定のリズムがあります。これを日内変動といいます。

さらに、日常生活上のちょっとした動作にも、血圧は影響を受け、上がったり下がったりします。例えば食事をしているときや、入浴時、排便時などでは血圧は一時的に上がりますが、それらがすめば元に戻ります。飲酒や喫煙時にも急上昇します。

精神的なものにも血圧は大いに影響されます。落ち着かないときやイライラしているとき、トイレに行きたいのをがまんしているときなど、なんらかの緊張状態におかれているときには血圧は上がりやすくなりますし、逆にゆったりした気分でリラックスしているときには下がりやすくなります。暑さ、寒さといった環境や季節によっても変動し、1年のなかでも一般的に冬は高め、夏は低めです。

ただし、食事や運動、ストレスなどで一時的に変動しても、健康な人であれば時間とともに正常レベルに戻るのが普通です。ひとたび上がった血圧がずっとそのまま、ということはあり

ません。運動後も、強さによりますが長くても数時間も経てば、安静時の数値に戻ります。

一時的な上昇は誰でも起こることであり、平常時の血圧が高い人でなければ、それが何か健康を脅かし重大な病気のもとになることはありません。

問題なのは、平常時でも高い場合、そして年々、平常時の値が歳をとるごとに高くなっていく場合です。これが一定の基準を超えているのが「高血圧」です。

高血圧とは

高血圧とは、収縮期血圧と拡張期血圧のどちらか一方、または両方の血圧値が正常とされる基準を超えて慢性的に高い状態が続くことを指します。判定基準となる日本高血圧学会作成「高血圧治療ガイドライン」の２０１９年最新版では、「医療機関で測定した血圧（診療室血圧）が収縮期１４０㎜Hg以上または拡張期90㎜Hg以上が高血圧である」と定義しています。家庭で測定した血圧（家庭血圧）では収縮期１３５㎜Hg以上、または拡張期85㎜Hg以上が高血圧となります。

よく、上の血圧と下の血圧のどちらが高いといけないのですか?と聞かれることがあります。答えは「どちらが高くても良くないです」。下の血圧が高い、という状態は血管が拡張していても圧がかかっていることを意味し、血管の柔軟性が低い、やさしくいうとしなやかでないために、血管がダメージを受けやすいといえます。上の血圧と下の血圧、どちらか一方でも高いと、脳卒中をはじめとした命に関わる疾患の発症リスクを高めることが分かっています。ただし高齢者ではどちらかといえば、上の血圧である収縮期血圧が高くなると、発症リスクがより高まるとされています。

それではなぜ、高血圧になるのでしょう。

ホースにつないだ水栓をちょっとだけひねって、水をちょろちょろ流したときと、大きく開いて水を勢いよく流したときとでは、いうまでもなく後者のほうがホースの内側にかかる圧力は高くなります。勢いよく流したときにホースの外側を触ると、張った感じがすると思います。また、今どきはあまり見られない光景かもしれませんが、庭の水まきをするときに、ホースの先を指でちょっとつまんだりすると、出てくる水が放射状になり勢いも増す、という経験をしたことがある人もいるかもしれません。

血管と血液の関係も、ホースと水の関係と同じで、血管の内部の広さ（内腔）が同じなら血液の量が多いほど圧が強まりますし、流れる血液の量が同じなら、血管の内部の広さ（内腔）が狭くなるほど血管を内側から押す力は強まります。つまり血圧が変動する要素は大きく「心臓から送り出される血液の量」と「血液が流れる血管の抵抗（通りづらさ）」の2つ、といえます。なお、心臓から送り出される血液の量を心拍出量といいます。

心拍出量が多く、血管の抵抗も高ければ血圧はぐんと上がってしまいますし、どちらか一方が大きいだけでも上がるでしょう。この2つの条件の掛け合わせで血圧は変動するというわけです。逆にいえば、血圧が上がるというのは心拍出量が増加するか、あるいは血管の抵抗が高まっている状態が、必ず起こっているはずです。

心拍出量が増える原因はおもに2つあります。

一つは、自律神経の働きによるものです。体の臓器や器官は自律神経というセンサー兼コントローラーによって調節維持されています。この神経には外部からの刺激を受けて体を緊張状態に導く交感神経と、反対にリラックス状態に導く副交感神経の2種類があります。仕事で、大事なプレゼンの前や苦手な上司へ報告にいかなければならないようなシーンになると、胸がドキドキしたり、冷や汗をかいたりする人も少なくないでしょう。このとき優位に立っているのは交感神経。そして心拍数は、交感神経が優位になると増えます。したがって心拍出量も多くなります。

なお、自律神経についての詳しい説明は血圧を下げる対策とともに、第5章にまとめましたのでそちらをお読みください。

もう一つは、塩分です。「塩分の摂り過ぎは高血圧になる」のはもはや常識として、皆さんもよくご存じと思います。それは、塩分を摂ると心拍出量が増えるからです。食塩などの塩分には、塩化ナトリウムが多く含まれます。食事などで塩分をたくさん摂ると、血液中のナトリウム濃度が高まります。血液にはもともと、ナトリウムのほかカリウム、マグネシウムなどさまざまな電解質が溶け込んでおり、何か一つの成分が多くなると、それを薄めてバランスを保とうとする生体の自然な調節機能が働きます。そのために、体は水分をとりこもうとするのです。塩辛いものを食べたあと、水が欲しくなるのはこのためです。その結果体内を循環する血液量が増加し、心拍出量が増えるのです。

一方、血圧を上げるもう一つのメカニズム、血管の抵抗性が高まる原因は「動脈硬化」にあります。動脈硬化は、かみくだいていえば血管の弾力性、しなやかさが低下し血管の壁が厚くなる状態で、それにより内腔が狭くなるのです。そうなると当然、血液は流れにくくなり、より強い圧が必要となるため、血圧が上がるというわけです。動脈硬化は血管を〝劣化〟させます。血管壁が厚く硬くなってしまったところに、血液が勢いよく流れると、傷がつきやすくなります。道路に亀裂が入るとそこにゴミや土がたまりやすくなるように、血管壁にも、血栓と呼ばれる血の塊やコレステロールが傷ついた場所に沈着しやすくなります。さらに血管壁が分厚くなり血液がますます流れにくくなってしまうと、心臓は一所懸命流そうとして血圧が上がる、といったような、悪循環に陥ってしまうというわけです。

なお、血圧を上げるもとになるのは、自律神経や血管の問題だけではありません。例えば腎臓は、塩分（塩化ナトリウム）を排出することで血圧を下げるよう働きます。ところがこれらの機能のどこかに異常が生じると、高いままになり下がらなくなってしまいます。

例えば、腎臓から分泌されるホルモンに異常が生じるなどで、過剰に摂取したナトリウムの排出がうまくいかないことがあります。そんなときは体内、特に血液に残ったナトリウム濃度を薄めようとして、血液の水分量が増えるため血圧が上がります。あるいは血管の細胞膜に異常がある場合も、細胞の中にナトリウムやカルシウムが入り込んでしまい血管を収縮させ血圧が上がることがあります。このように、高血圧になるメカニズムはいろいろと分かってきているものの、このうちの何か一つが原因、と特定することは非常に困難です。

生活習慣などの環境要因と、遺伝的要因といって、もともと高血圧になりやすい体質を親から受け継いでいることの、おもに２つが絡み合って起こるものと考えられていますが、生活習慣一つとっても、食習慣、運動、ストレスなどいくつもあります。問診などから「この患者さんは食生活を見直すと血圧が下がるだろう」といった見立てはある程度できますが、だからといって「あなたは食習慣を原因とする高血圧です」と診断することはできないのです。こうした、原因のはっきりしない高血圧を、本態性高血圧といい、国内の高血圧患者の実に９割以上を占めているとされています。

「親が高血圧だから私もなりやすいかも」という人がいます。ここで遺伝的要因について少し補足します。家族歴や遺伝子の研究が進んでおり、家族に高血圧の人が多かったり、両親が脳卒中や心筋梗塞などで亡くなっていると本人も高血圧になる傾向が高いことが分かってきています。

国内の研究で、アンジオテンシノーゲンという遺伝子に血圧を上げる作用があることが判明しており、日本人にはこの遺伝子を持つ人が多く、もともと高血圧になりやすい体質であるといえます。その他、高血圧に関係する遺伝子は、主要なものだけでも10数種類あるといわれており、間接的に関係する遺伝子も含めれば30種類近くもあるといわれています。ただし、だからといってこうした遺伝子をもっていない人が、絶対に高血圧にならないということではありません。

先述のとおり、高血圧の要因は生活習慣などの環境要因も大きく関わってきます。原因がはっきりしない本態性高血圧が9割以上を占めるということは、むしろ「誰もがなり得る」と理解されるべきでしょう。なお、医師向けの治療ガイドラインでは、高血圧を程度の軽い順にⅠ度・Ⅱ度・Ⅲ度の3段階に分けています。脳卒中や心筋梗塞といった疾病リスクを考えあわせたうえで、治療方針を立てるようになっています。

高血圧の9割以上は原因のはっきりしない本態性高血圧と話しましたが、1割未満とわずかながら、原因がはっきりしている高血圧もあります。それが二次性高血圧と呼ばれるものです。文字どおり、病気などによって二次的に引き起こされている高血圧のことで、おもに腎症や甲状腺疾患が挙げられます。また、別の疾患の治療で服用している薬剤で血圧が高くなることもあります。二次性高血圧は、原因となる疾患が治癒すれば正常に戻ります。ただ甲状腺疾患など自覚症状はあってもなかなか診断がつかないケースもあり、高血圧も放置されやすい傾向があります。

30歳以下の若い人では、高齢者に比べ二次性高血圧の比率が高いことが分かっています。本書では、若い世代でも二次性高血圧ではなく、本態性高血圧の人に向けた内容になっていますが、もし20～30代で肥満もなく、生活習慣にも思い当たることがないのに血圧が高い場合、二次性高血圧を疑って内科に相談するほうがよいかもしれません。

限りなく危険な予備軍「高値血圧」

一方、高血圧でなくとも、診察室血圧で１３０／80㎜Hg以上、家庭血圧で１２５／75㎜Hg以上の場合、医療機関では高値血圧と診断されます。「高血圧の一歩手前で、注意が必要なレベル」すなわち「高血圧予備軍」なのが高値血圧。「予備軍だったら治療はしなくていいの？」と思われるかもしれません。確かに数値が高いだけなら原則的に薬で血圧を下げるような積極的な治療は行われません。ただし、本格的な高血圧に移行しないよう、生活習慣の見直し等で血圧を下げる努力をする必要があります。これまでどおりの生活を続けていると高血圧へと移行してしまう可能性が高いので、注意を促すために設定されたのが高値血圧なのです。なぜなら、高値血圧の人でも、正常血圧の人に比べて脳卒中や心筋梗塞を起こす危険性の高いことが、近年分かってきたためです。

また、その危険性は、喫煙習慣や、糖尿病や慢性腎臓病などの合併症がある人ではさらに高くなります。つまり同じ高値血圧でも、疾病リスクが高い場合は、治療の対象となります。このように、高値血圧も、放置していてはいけない状態なのです。

さらに、診察室血圧で１２０／80㎜Hg以上、家庭血圧で１１５／75㎜Hg以上の場合、正常高値血圧といい、原則的に治療の必要はないものの、やはり放置していると将来的に、本格的な高血圧へと移行するリスクが高いとされています。

ここまで読んでくださった方は、私が、若い方であっても「収縮期血圧１２０㎜Hgを超えていたら高血圧と思って」という理由がお分かりいただけたかと思います。第１章で、１３０㎜Hgを超えた40代の脳血管疾患リスクが高い研究結果と、日本高血圧学会では若年者の降圧目標を１２５／75㎜Hg未満としていることから、その一歩手前といえる、正常高値血圧の収縮期血圧１２０㎜Hgを、血圧の「警戒ライン」として覚えておくことはきっと、皆さんの命を守る役に立つはずです。

脳の構造

高血圧は、脳に対してどのような影響をもたらすのでしょうか。まず、脳の構造と、情報伝達の仕組みをおさらいしたいと思います。脳の重さは1・5kg前後、成人で体重の約2％といわれています。脳の重さと知能の高さは比例しません。

脳は、硬い頭蓋骨と髄膜と呼ばれる3層の膜で守られています。このうち、もっとも外側にあり頭蓋骨の内壁を覆っている膜を硬膜といいます（図表4）。中層にあるのがクモ膜、その内側で脳を覆うやわらかい膜が軟膜です。クモ膜と軟膜の間にある、クモ膜下腔という部分は髄液という液体で満たされており、脳への衝撃を吸収したり、脳へ栄養補給したりする役割を果たしています。

◆大脳の働き

脳は大きく大脳、小脳、脳幹の3つのパートからなります（図表5）。脳の中で最も大きいのが大脳で、脳全体の重さの約8割を占めています。大脳の表面にはたくさんのシワが走って

図表4　脳の構造①：脳を守る3層の膜

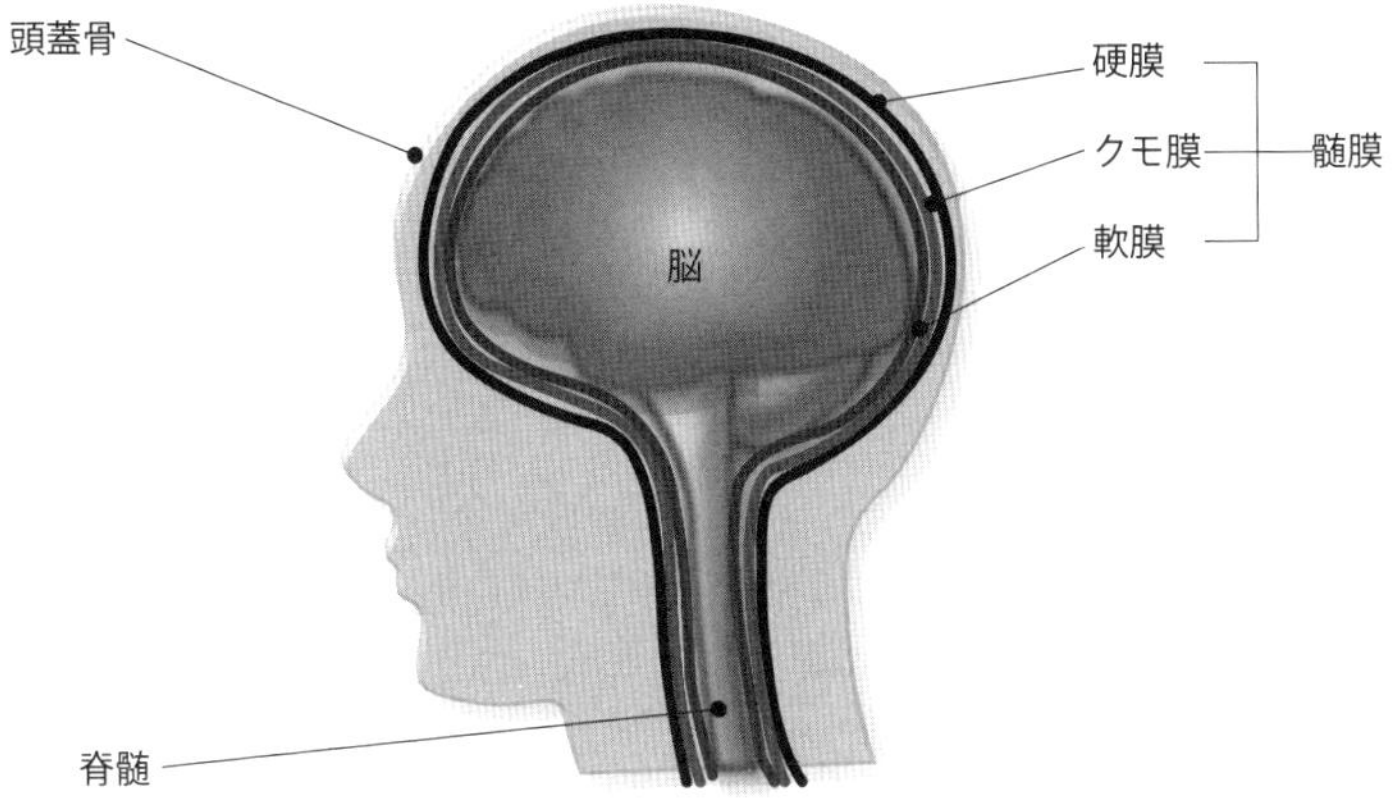

図表5　脳の構造②：脳の構成

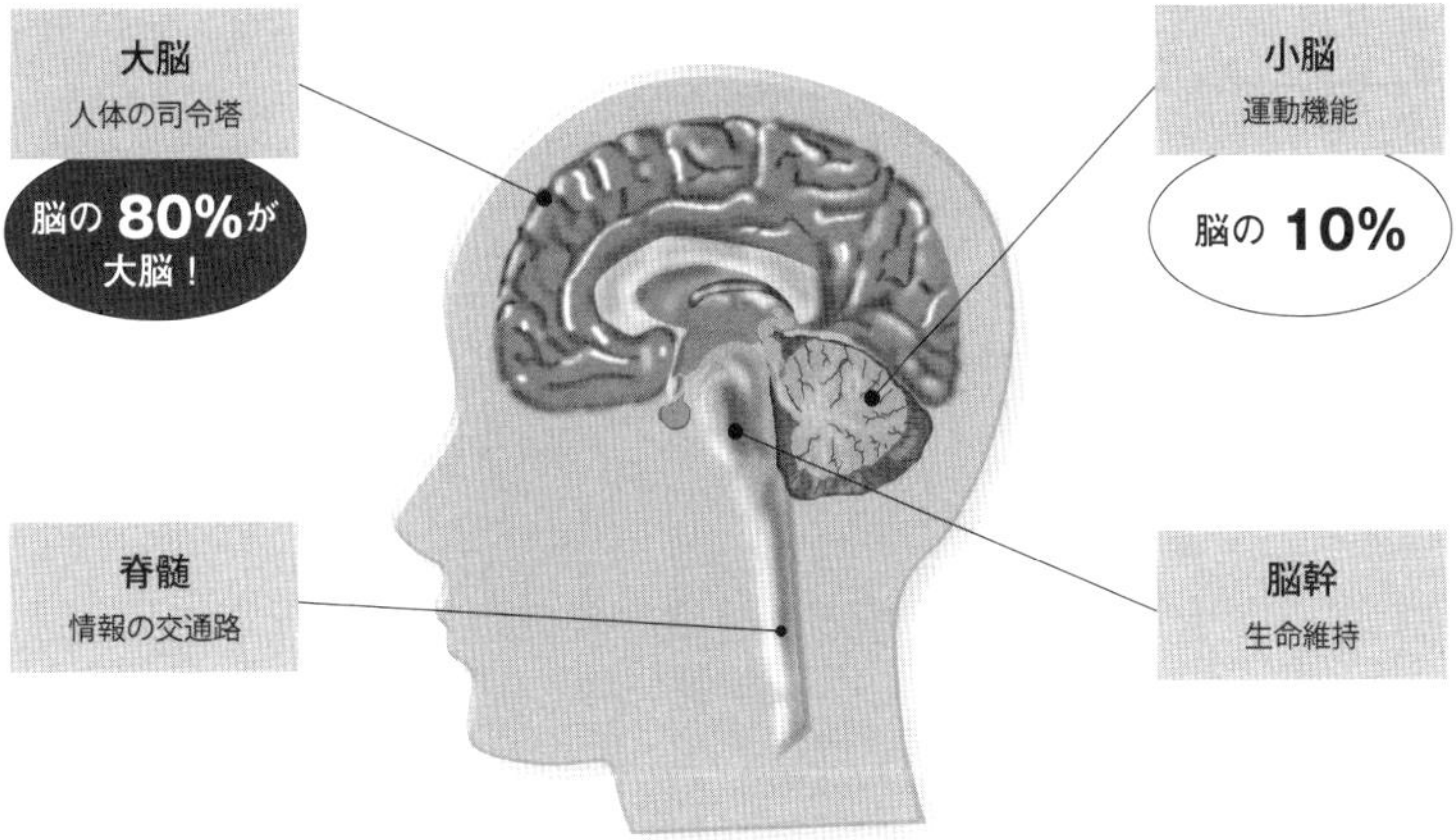

おり、深いシワを裂と呼び浅いシワを溝と呼びます。なお、脳の表面の膨らみは海馬と呼びます。

　大脳の溝と海馬を伸ばして広げると新聞紙1枚もの表面積になります。なお、しわの形には個人差があります。


　大脳の表面には厚さ2～6㎜の大脳皮質と呼ばれる灰白質の層があり、その内側には大脳髄質と呼ばれる白質があります。大脳皮質にはたくさんの神経細胞が集まっており、認知や思考といった活動の中枢となっています。白質は、神経細胞同士をつないでいる神経線維が集まっています。大脳皮質は、情報を集め各部に指令を送る重要な役割を果たしています。

　発生学的には「新皮質」と「旧・古皮質」の大きく2つに分けられます。外側は進化に伴って発達した新しい部分で新皮質と呼ばれ、新皮質に包まれている内側は発生学的に古い部分で旧皮質または古皮質といいます。

　古皮質は名前からイメージされるとおり、原始的な脳で爬虫類がもつとされています。胎児の成長過程における大脳の発達段階も、まず古皮質が形成され、次にそれを覆うように旧哺乳類脳とも呼ばれる旧皮質がつくられ、最後にこれらを包み込むように哺乳類の脳である新皮質がつくられていきます。つまり人間の大脳には、知的活動を営み、複雑な感情を生み出す新皮質と、本能的な活動や生理的な感情を支配する旧・古皮質が共存するというわけです。

　新皮質は大脳のほぼ全表面を覆っており、旧・古い皮質は大脳内部に畳み込まれていて、脳梁と間脳、視床を取り囲んでいます。

同じ大脳皮質でも、新皮質と旧・古皮質ではそれぞれ働きが異なります。新皮質は論理的思考をしたり判断を下したり言葉を話したりといった知的活動を営む部位です。また喜びや悲しみといった複雑な感情を生み出すのも新皮質の働きです。新皮質をもつのは人やサルなどの霊長類だけです。霊長類がほかの動物に比べて知的に優れているのは新皮質が高度に発達しているためです。

一方、旧・古皮質は海馬や扁桃体などとともに大脳辺縁系と呼ばれる部位を構成しています。大脳辺縁系は食欲や性欲などの本能的な欲求や、恐怖、怒りといった原始的な感情を支配しているほか、記憶の形成などにも関わっています。記憶をつかさどる部位として「海馬」という言葉を聞いたことがある人は多いのではないかなと思います。この海馬も大脳辺縁系にあります。なお、海馬とはタツノオトシゴの別名で、形が似ていることからこの名が付けられました。

大脳は大脳縦裂という溝によって左右の半球に分かれており、それぞれが左大脳半球（左脳）、右大脳半球（右脳）と呼ばれています。それぞれの半球は、中心溝や外側溝などの大きな溝によりさらに、前頭葉、側頭葉、後頭葉、頭頂葉の4つに分けられます。このように、左右2つの脳をもっているのは動物のなかでは哺乳類だけで、さらに左右の機能が分化しているとされるのは人間だけということが分かっています。

一般的に、左脳には言語処理など論理的な思考論理的な思考に関する機能が集中していると考えられています。例えば読み書き、話す、聞くもそうですし、計算や時間の概念もおもに左脳がもっているとされます。一方、右脳は空間認識など物事の直感的な理解や創造的な発想を担当しています。物事を直感的に理解したり、創造的な発想をしたり、といった機能が集中しているといわれています。例えば、絵を描いたり音楽を聴いたり、演奏したり、物の形を識別したりなどはおもに右脳が担当しているとされています。左脳と右脳は、神経線維の束である脳梁でつながっていて常に情報が行き交っています。体への運動指令は左脳と右脳の両方から出されますが右半身への指令は左脳が、左半身への指令は右脳が受け持ちます。これは大脳と体の各部分をつなぐ神経が、脳梁の延髄の部分で左右に交差しているためです。ちなみに、新生児では左脳と右脳をつなぐ脳梁が未発達のままで、そのため1歳くらいまでは左脳も右脳も同じような機能をもっています。その後、6歳くらいまでに、脳梁と、脳梁を通る神経線維が発達し、左脳と右脳の機能分担ができてくるといわれています。

なお、利き手の違いには右脳と左脳の機能分担が密接に関係していますが何によって利き手が決まるのか、なぜ右利きの人が圧倒的に多いのかははっきりと分かっていません。

大脳は、前頭葉、頭頂葉、後頭葉、側頭葉の4つの大きな部分に分かれていると話しました。また、大脳の表面を覆っている大脳皮質は、これらの部位によって特定の機能をもっているとされており、「連合野」と呼ばれています。

前頭葉は主に思考や判断などをつかさどっています（図表6）。前頭葉の前方にある前頭連

図表6　大脳の構造

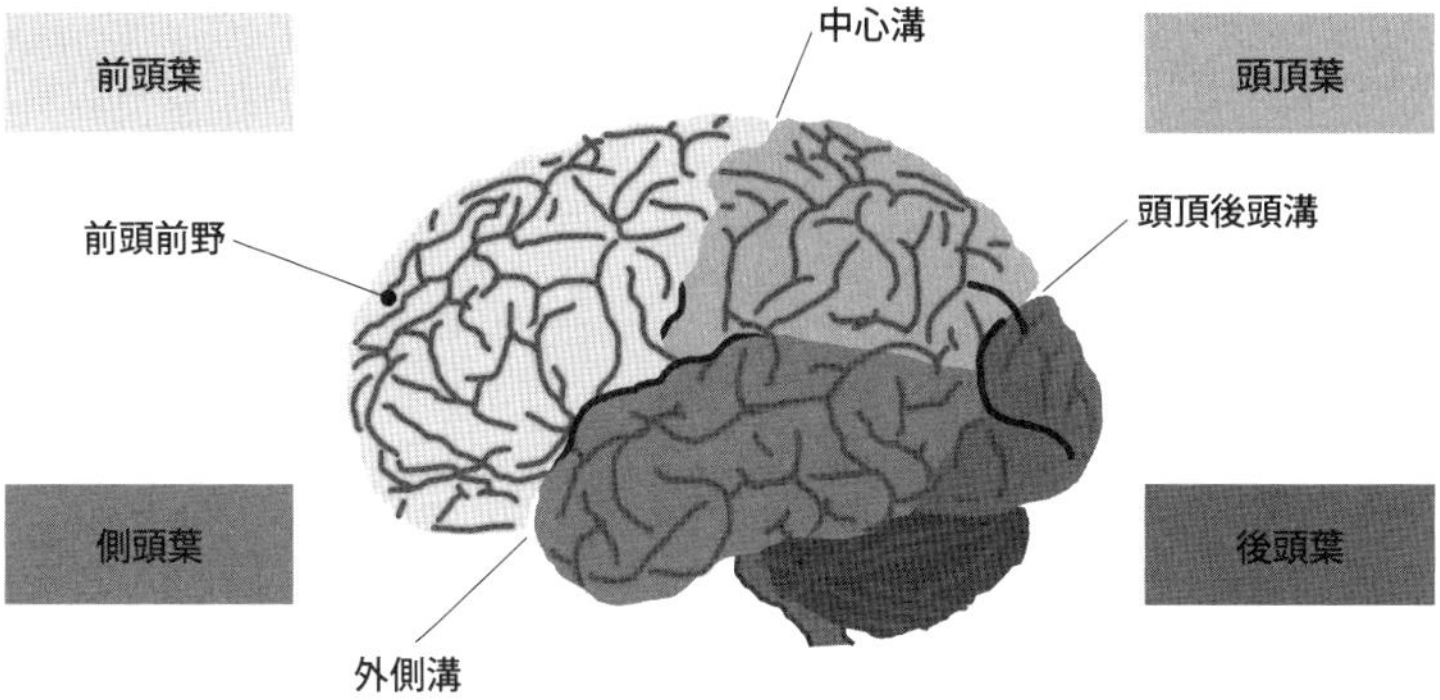

合野は、思考や意思決定を受け持っており、後方にある運動野は全身の運動命令を出すところです。また、言語の発音をつかさどる運動性言語野（ブローカ野）もあります。

頭頂葉は、痛みや温度、圧力などの皮膚感覚、体性感覚をつかさどっています。頭頂葉の中にある体性感覚野は皮膚や筋肉などから送られてきた感覚情報を受け取り、体性感覚連合野では各情報の処理と分析を行い、頭頂連合野では体性感覚を統合します。

後頭葉には視覚をつかさどる視覚中枢が分布しています。一次視覚野および視覚連合野で視覚情報の分析や統合などが行われます。

側頭葉の情報には音を判別する聴覚中枢があり下方の側頭連合野では形や色を認知しています。また、側頭葉後方から頭頂葉に向けて感覚性言語野ウェルニッケ野という言語中枢があります。ここでは言語情報の認識や理解が行われます。例えば人の話を聞くときに一次聴覚野が音の高さや音量に関する情報をとらえ感覚性言語野が話の内容を分析して理解します。ちなみにウェルニッケ野、ブローカ野は19世紀の末それぞれの言語中枢を発見したドイツ人とフランス人の名前からつけられました。

このように大脳皮質は各部位によって特定の機能をもつとされていますが各領野の働きはまだ十分に解明されているとはいえず、今後のさらなる研究が待たれます。

◆小脳と脳幹の働き

大脳の下に位置する小脳は、楕円形をした部位で重さは脳全体の1割ほど。中心部に小脳虫部と呼ばれる部分、その外側に左右一対の小脳半球と呼ばれる部分があり、脳幹と連結しています。

小脳の最も重要な役割は、身体動作が正確かつスムーズに行えるようにしたり、体のバランスを調節したりすること。大脳から出される運動の命令を全身に伝え、運動をスムーズに行えるようにしたり、体の平衡感覚を保ったりといったことにも小脳が関わっています。小脳は小脳皮質とその内側の白質に分けられ、小脳皮質には神経細胞が密集しています。脳全体の神経細胞の半分はこの小脳に存在するといわれています。小脳も大脳と同様に発生学的に原始小脳、

図表7　小脳と脳幹の構造

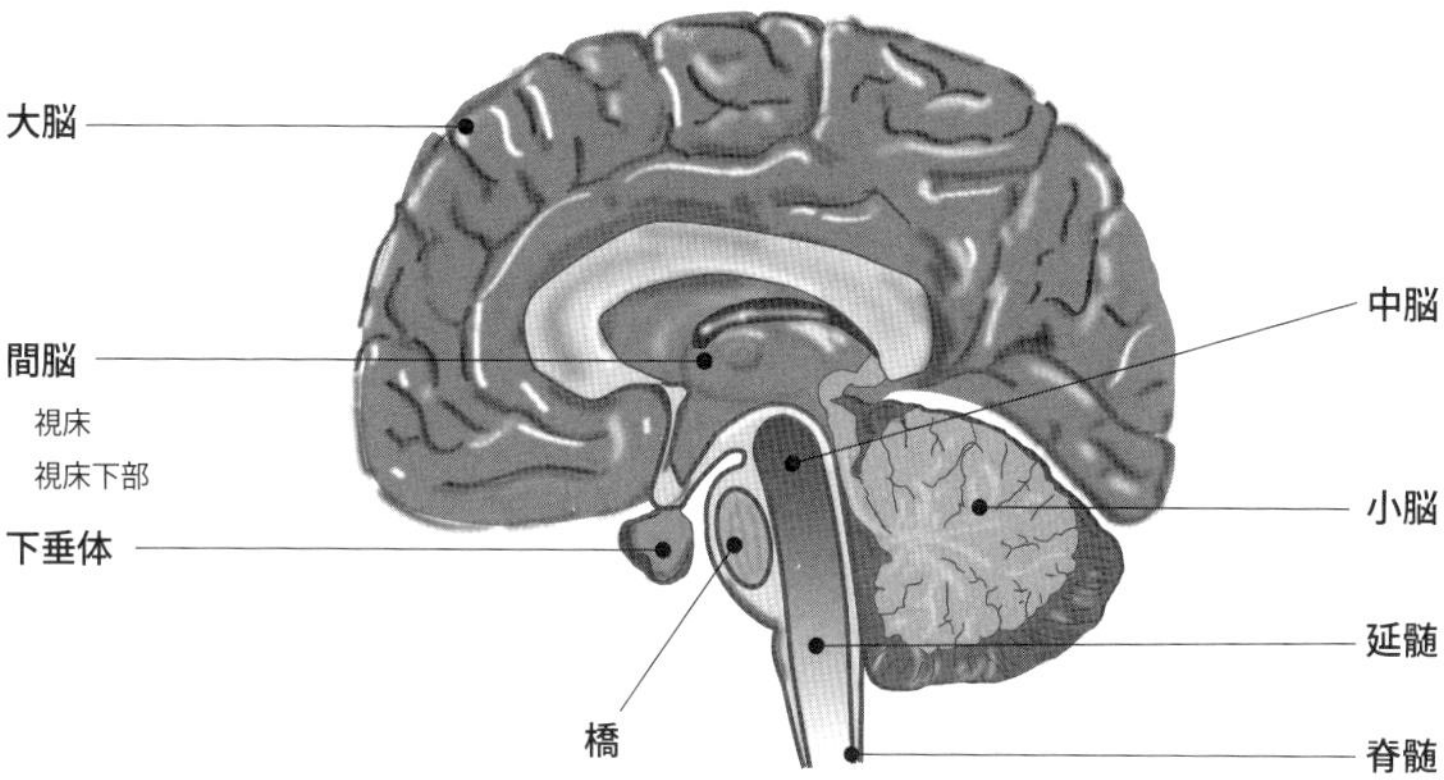

古小脳、新小脳の3つに分けられます。このうち原始小脳と古小脳は平衡感覚や姿勢の維持を担当しており、新小脳は運動命令に深く関わっています。人や猿が指先を器用に動かすことができるのは運動命令を伝える新小脳が発達しているためといわれています。

　脳幹は、大脳を支える幹という意味をもち、大脳に近い順に間脳、中脳、橋、延髄と続きます。成人で長さ約7・5㎝、太さは親指程度と小さな部分ですが、脊髄と、大脳や小脳をつなぐ神経の通り道となっており、心臓の拍動や呼吸、体温調節など、生命維持に必要な機能が集中しています。ここに大出血が起こるなどの、回復不可能な障害が生じると、死に直結するといっても過言ではありません。それぞれの部位の役割を以下にまとめます（図表7）。

・間脳：視床と視床下部の2つに大きく分けられる。視床は嗅覚以外の感覚器から送られる情報を中継し大脳へと伝える。一方、視床下部は自律神経系と内分泌系の中枢で体温調節や消化活動などを支配する
・中脳：視覚や聴覚の反射に関わる
・橋　：呼吸や嚥下などの反射運動に関わる
・延髄：血液循環や代謝などに関わる

記憶のメカニズム

そもそも記憶とはどんな機能なのでしょう。そして、その機能が損なわれるとどうなるのでしょう。記憶とは、大きく3つの機能から成り立っています。一つは新しい事柄を脳内に入れるという「記銘」、一つはそれを保存しておく「保持」、そしてのちになって意識や行動のなかに出す「想起」です。

記憶力テストで一般にも比較的よく知られているものに、1枚の絵を一定時間見せ、さらに一定時間経ってから口頭でその絵にあったものを答えてもらうテストがあります。絵の中には例えば本、バット、じょうろ、フライパンといった、身近だがそれぞれ関連性のないものが複

数描かれています。被験者は限られた時間でそれらを脳内に記銘し、絵が隠されたあとは保持をし、口頭で答える際には想起をすることになります。

記憶は保持する時間によって「感覚記憶」「短期記憶」「長期記憶」に分けられます。

感覚記憶は、見聞きした情報をそのままの形で、ごく短期間だけ保持されます。感覚記憶が数十秒ほど保たれると短期記憶に、反復などによって短期記憶が固定されると長期記憶になります。

長期記憶は「エピソード記憶」「意味記憶」「手続き記憶」「プライミング記憶」の4つに分けられます。

①エピソード記憶：個人的な体験についての記憶。

②意味記憶：一般的な知識としての記憶。エピソード記憶と意味記憶は、内容が言葉で表現できる記憶であることから「陳述記憶」や「宣言的記憶」と呼ばれることもあります。

③手続き記憶：技能やノウハウなどの体で覚える記憶。

④プライミング記憶：無意識に繰り返されるパターン化された記憶。これらは、「非陳述記憶」「非宣言的記憶」とも呼ばれます。

例えば「2020年に東京オリンピックが開催される」という事柄は、今までそれを知らなかった人にとっては新しい事柄であり、知識です。こうした知識や、戦時中に疎開先で苦労したこととか、新婚旅行で外国に行ったときのこととか、身内を病気で亡くしたときのことなど、その人の生活史のなかでエピソードとして残っている記憶が「陳述記憶」です。人に対して説明が可能な記憶、ということです。

一方、自転車に乗ったり車を運転したり、家のカギを開けたりなどといった無意識にできる動作の記憶が「非陳述記憶」です。これそのものは言語化せず動作で再現できるという意味で、手続き記憶とも呼ばれている、というわけです。よく、スポーツや習い事などで「体で覚えなさい」と言われることがありますが、これこそが非陳述記憶の特徴といえるでしょう。昔取った杵柄で、何十年と離れていてもいざやってみると意外とすんなり、できてしまうものでもあります。

なお、記憶の種類によって〝保管場所〟は変わってきます。感覚記憶は瞬間的に目や耳などの感覚器で保持され、その後短期記憶に移行すると脳の海馬で保管されます。長期記憶は、物の形に関する記憶は側頭連合野、恐怖や不安などに関する記憶は扁桃体といったように、保管場所はさらに細分化されます。

高齢者が、自分の幼少時代はこうだった、と話すのは長期記憶から引き出しています。だいたい数週から数十年にわたり保持されている記憶です。それに対し短期は、数分から数日とごく最近のことがらです。例えば「おとといの夕飯は何を食べたか」は短期記憶です。即時記憶はさらに短く、数秒以内で想起するものを指します。

ちなみに、アルツハイマー型認知症では、まず海馬が委縮を始めるために、短期記憶がおぼつかなくなり、新しいことをうまく覚えられなくなってしまいます。アルツハイマー型認知症の人が、昔のことはよく覚えているのについさっきあったことはすぐ忘れてしまうのはこのためです。

神経の構造

複雑な脳の働きを支えている〝実働部隊〟が数百億～１０００億ともいわれる神経細胞です。軸索と呼ばれる「足」を伸ばしてほかの神経細胞とつながり、回路をつくることで情報をやりとりし、さまざまな活動をしています。単独では機能せず、ネットワークをつくり膨大な情報を処理しているというわけです。

人間は生まれたときからすでに大人と同じ数の神経細胞が存在しているとされていますが、ネットワークは完成していません。脳梁の項でも話しましたが、おおむね6歳までは脳が急速に成長、発達する段階にあり、ネットワークもその間につくられていくとされています。

ところで、私たちの体をつくっている細胞を「体細胞」といいますが、体細胞は分裂し増殖する能力があるのに対し、神経細胞はそれができません。新生児の時点で存在している神経細胞を一生、使うことになります。ころんで怪我をしても、数日も経てば治ってくるのは、体細胞が細胞分裂することによって、怪我した箇所が修復されるためです。ところが、神経細胞はそれができませんので、なんらかのアクシデントで死んでしまうと、数は減ったまま。残った神経細胞でカバーしなければならないというわけです。

◆神経細胞の構造

神経細胞は細胞自体の構造も、体細胞とは少し違います。最も大きな違いは、神経突起と呼ばれる2本の突起をもつことです。一つは細胞体の周りにある短めの「樹状突起」と呼ばれるもの。もう一つは先ほども出てきましたが、「軸索」と呼ばれる細胞体から伸びた長めの突起です。

軸索は長いもので数十センチもあり、別の神経細胞の樹状突起とつながっています。こうしたジョイントが無数につくられ、ネットワークとなっていきます。私たちがものを覚えたりして脳を使っているとき、神経細胞のネットワークは太くなったり、新しくできたり、あるいは情報伝達のスピードが速くなったりします。神経細胞の数自体は増えませんが、このネットワークが密になることで、私たちの脳機能は向上していくのです。

・細胞体：遺伝情報の入った核があるが、体細胞のように細胞分裂や増殖を行うことはない。大きさは10ミクロン（100分の1ミリ）程度
・ミトコンドリア：細胞の呼吸とエネルギー産生に関わる器官で、細胞体と神経突起の中に散らばっている
・髄鞘（ミエリン鞘）：神経線維を取り巻く白質でできた物質で支持細胞が作り出している。軸索の絶縁体や保護物質として働くほか、電気信号の伝達速度を上げる働きももつ。なお、髄鞘と髄鞘の隙間には、ランビエの絞輪《こうりん》と呼ばれる組織があり、これも電気信号の伝達速度を上げる働きがある
・軸索：細胞体から伸びる神経突起で、長さは数ミリ〜1センチ程度。細胞体からインパルスを伝達する

◆神経細胞の種類

神経細胞の形や大きさ、種類や突起部分の長さは神経細胞の機能や場所によって大きく違います。代表的なものに単極神経細胞と双極神経細胞、多極神経細胞があります。

・単極神経細胞：細胞体から出るときは1本で1本の軸索を作る。感覚神経細胞の多くは単

極神経細胞
・双極神経細胞：軸索1本と樹状突起1本からなる。網膜や内耳にある
・多極神経細胞：1本の軸索と複数の樹状突起をもつ。脳や脊髄の神経細胞のほとんどは多極神経細胞

◆神経細胞が働く仕組み

脳が働くときには、神経細胞の樹状突起から細胞体をへて、軸索を通り、次の樹状突起へと電気信号（インパルス）が流れます。神経細胞のネットワーク上を電気信号が流れていくことで、情報が伝えられる仕組みになっています。医療機関で「脳波」の検査をするとき、頭に電極を付けますが、これは「脳波」が神経細胞のネットワークを流れた電気信号であることを意味します。それを外からモニタリングして、脳波として測定するのです。

しかし、ネットワークといっても実は、軸索と樹状突起との間はつながっておらず、すき間があいています。このすき間を「シナプス」といいます。つながっていないのに、電気信号はどのようにして細胞間をいきかうのでしょうか。ここで登場するのが伝達のサポート役ともいえる「神経伝達物質」です。インパルスがシナプスまで来ると、実は手前の細胞から「神経伝達物質」とよばれる化学物質が出て、次の細胞にある「レセプター」というグローブのような

ものでキャッチされます。その量が一定以上になったとき、次の細胞に電気信号が生まれ、インパルスが伝わる仕組みになっています。

①休止状態の神経細胞：プラスに帯電したナトリウムイオンは変えず細胞の外に運び出されている細胞膜の内側はマイナスに帯電している

↓

②神経インパルスが引き起こされる：インパルスによって刺激を受けると大量のナトリウムイオンプラスに帯電した細胞膜を通って細胞の中に入る。この部分では細胞膜の内側がプラスに帯電する

↓

③インパルスが前進する：インパルスが軸索を通って進むと新しい部分がプラスに帯電する直前にプラスに帯電していた部分はマイナスに戻る

↓

④標的細胞に到着：インパルスはシナプス終末に届いてシナプス小胞から神経伝達物質を放出させる。神経伝達物質はシナプス間隙を渡って標的細胞にたどり着き標的細胞に反応を生じさせる

私たちが物事を感じたり、考えたりするとき、脳内では電気信号化された膨大な情報量が瞬時に神経細胞を通り、①〜④のプロセスでほかの神経細胞に伝わり、処理されているといえます。神経細胞の軸索を電気信号が伝わる速度は、運動神経や知覚神経では実に秒速１００ｍ以上ともいわれています。この高速な信号伝達を可能にしているのが、軸索を取り巻いている髄鞘と、ランビエの絞輪なのです。すべての神経細胞がもっているわけではなく、例えば自律神経には髄鞘がありません。髄鞘をもっている神経線維を有髄神経線維、もっていない神経線維を無髄神経線維といいます。無髄神経線維では、信号の伝導速度は秒速１ｍ前後とぐっと遅くなります。なお、有髄神経線維のなかでも、髄鞘が厚いもの、薄いものがあり、厚みがあるほうが伝達速度が速いとされています。

一方、シナプスでは化学物質の放出によって信号が伝達されるため、軸索での伝達に比べ遅いことが分かっています。シナプスの隙間は20nm程度ですが、伝達には秒速０・５〜５mmとされており、先の軸索での伝達スピードに比べると、かなり遅くなります。

脳機能の実態は神経細胞とそのネットワークの活動といえますが、その神経細胞をサポートする細胞も存在します。それをグリア細胞と呼び、英語ではsupport cell、日本語で支持細胞とも呼ばれます。一般的に、神経細胞とグリア細胞をあわせて「脳細胞」と呼んでいます。グリア細胞は一般的にはそれほど知名度はありませんが、脳が正常に機能するために不可欠といっていい、とても重要な細胞です。

近年まで、グリア細胞は支持細胞との別名のとおり、情報の伝達や処理には直接関与せず、神経細胞の働きを助ける細胞だといわれてきました。神経細胞に栄養を運んだり、軸索の周りに髄鞘をつくって絶縁し、電気信号がスムーズに流れるようにしたり、などがおもな働きと考えられていたのです。しかし、最近の研究では、グリア細胞はそれまで考えられていたことよりももっと積極的に、情報伝達などの脳機能に直接関わる働きをもっている可能性が明らかになってきています。例えばグリア細胞のなかには、神経細胞に栄養を運ぶ役割をもつアストロサイトという種類がありますが、単なる〝運び屋〟ではなく、自ら分泌するタンパク質が神経伝達物質と同じように、神経活動を調整しているとの報告があります。

動脈硬化のメカニズム

脳の重さは体重の約2%にしか過ぎませんが、必要とする血液は多く、体内の約20%ともいわれています。それだけ、脳には血液からの酸素や栄養となるブドウ糖の十分な供給が必要不可欠、ということです。もし、これらの供給が途絶えたりしようものなら、脳の機能はたちまち、低下してしまいます。

心臓から送り出された血液は酸素や栄養素をたっぷり含んでいます。これが脳の太い動脈、脳動脈を通って脳のすみずみに運ばれていきます。それらを脳細胞へと供給し終えたあとの血液は、細い静脈を通り、頭蓋から出ていく前に静脈洞と呼ばれるやや広いスペースに集められ、心臓へと戻ります。

脳に張り巡らされた毛細血管はたった7μm前後、髪の毛の10分の1ほどの太さしかありません。破れたり、詰まったりすると、程度が軽ければ網の目のようになっている回路から、迂回するので大きな問題にはまずなりませんが、何カ所も損なわれたり、やや太い血管が傷害されたりすると、どんなに血管が張り巡らされているといっても、血流に影響が出てしまいます。

なお、脳には血液脳関門と呼ばれるバリアが存在します。脳内に入り込む物質の種類は厳しく制限されており、脳細胞に必要な酸素や栄養素（ブドウ糖）は通しますが、ほかの多くの物質は通さないようになっています。これによって脳機能が冒されないよう守っているのです。

家庭で使うホースも、長年使っていれば中に汚れがたまったり、ひびが入ったりして水の通りが悪くなるものですが、それと同じようなことが血管にも起こります。さまざまな要因によって傷んだり詰まったりして、血流に影響が出ます。そうしたダメージの、大きな要因となるのが、高血圧です。

血液を体のすみずみに届けるため、心臓は血液を強く押し出します。これによって動脈の血管内壁に圧がかかります。心臓や脳とつながっている主要な大動脈でも、その太さは4㎜程度であり、血管壁の厚さに至っては1～2㎜ほどしかありません。意外と薄い、と思いませんか？　そこが絶えず、1分間に11周する血流の圧を受けているのです。血管は硬い金属のパイプではありません。コラーゲン等の繊維組織で補強されているとはいえ、弾性があり内側は粘膜で覆われています。圧が高くなれば、内壁への負担が大きくなり傷がつきやすくなるのは想像がつくと思います。傷がつくと、そこから血液中の成分が染み込みやすくなります。古い建物の、ひび割れた壁に雨水が染み込むようなものです。その量が多ければ壁の内部が腐ったりかびたりすることもあるでしょう。血管の場合、そうした腐食はないのですが、染みた血液の成分が傷口にたまり、徐々に粥状の塊となって、血管の中を狭めていくことがあるのです。この状態を「動脈硬化」といいます。よくテレビの健康番組やネットなどで、見聞きする言葉ではないかと思います。中高年世代に多い、いわゆる生活習慣病には、この動脈硬化がもれなくついてくる、といってもオーバーではありません。

　動脈硬化はホースにたとえればボロボロの状態で、中は詰まり気味になっていて、水を勢いよく流したとしてもちょろちょろとしか出てこないような状態をイメージしていただければと思います。その状態で、心臓が頑張って血液を押し出したとたん、血管が破れてしまう危険が高まるのです。そうなれば脳細胞は死んでしまいます。先述のとおり脳細胞は再生しませんので、命にも関わります。そうでなくても、肝心の脳細胞まで血液が十分にいきわたりにくく、脳がいってみれば〝エネルギー不足〟に陥りやすくなります。脳がいってみれば〝エネルギー不足〟となり、機能が落ちてしまう、というわけです。

動脈硬化は、高血圧でなくてもコレステロール値が高かったり、血糖値が高かったりすると進んでしまいますが、特に高血圧の人は、血圧が正常な人に比べて格段に動脈硬化を起こしやすく、進行も早いことが分かっています。なお、高血圧かつ、先に挙げた血糖値やコレステロール値、また肥満など、動脈硬化の危険因子を併せ持っていると、動脈硬化が進行する早さは数十倍にもはねあがるといわれています。

動脈硬化が起こっている血管はどうなっているのか、もう少し詳しく説明していきます。

動脈は、心臓から送り出された血液を全身に運ぶための血管です。心臓から続く大動脈に始まり、枝分かれしながら徐々に細くなり、最後は細動脈と呼ばれる髪の毛ほどの細い血管になります。健康な人の動脈は弾力性があり、やわらかく、血管の内側も滑らかで血液はスムーズに流れています。しかしあとに述べる内臓脂肪型肥満や、それに伴う生活習慣病などがあると、この動脈が劣化しやすくなります。例えば、動脈の壁が硬くなったり、内側にプラークと呼ばれる塊ができて狭くなったり、あるいはその両方が起こったり、などです。この状態を動脈硬化といいます。動脈硬化が起こると血液を送り出す力が衰えるために、血流が悪くなり、詰まりやすくなってしまいます。必要な場所に血液が届かなければ、その場所は機能が低下したり、場合によっては壊死したりしてしまいます。これが心臓や脳を巡る太い血管で起こると、突然死につながります。

動脈を輪切りにすると、血管の壁＝血管壁は外側から外膜、中膜、内膜の3層になっています（図表8）。

そして内膜の表面は内皮細胞で覆われています。動脈硬化は起こる部位や起こり方によって、次の3つのタイプに分けられます（図表9）。

①アテローム（粥状）硬化

大動脈や脳動脈、心臓に血液を供給する冠動脈など、太い動脈に起こります。動脈の内膜にLDL（悪玉）コレステロールなどの脂質がドロドロの粥状になってたまり、血管壁が厚く硬くなるため、血液の通り道である血管の内腔が、次第に狭くなります。

②メンケベルグ型動脈硬化（中膜硬化）

中膜は、平滑筋細胞と呼ばれる細胞から成り、3つの層のなかでもいちばん厚く、弾力があり、強い血圧にも耐えられるようになっています。中膜硬化とは、この中膜にカルシウムが染み込んでたまることで起こる動脈硬化です。喫煙やストレス、高血圧、腎不全などによりカル

図表8　血管の構造

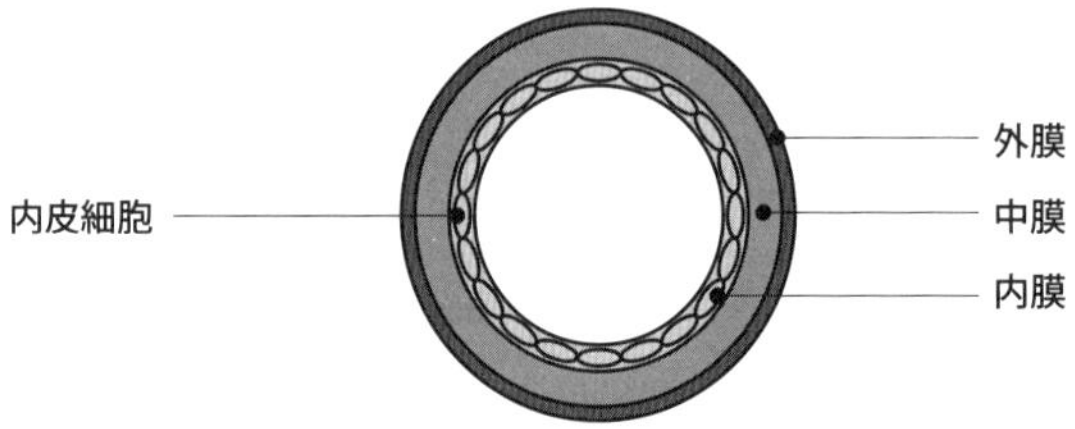

図表9　動脈硬化のタイプ

アテローム（粥状）硬化

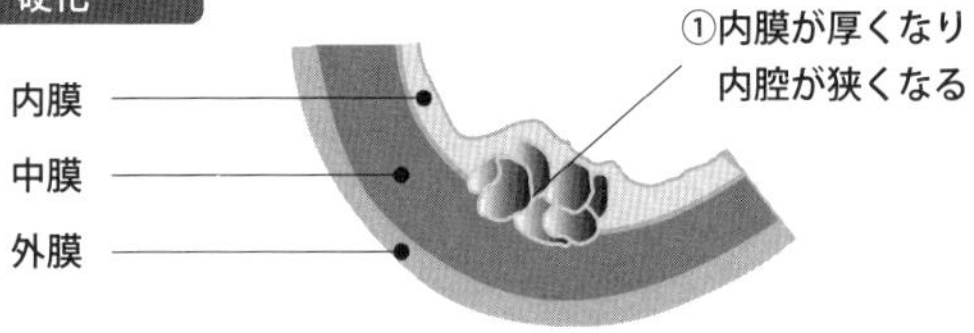

メンケベルグ型動脈硬化（中膜硬化）

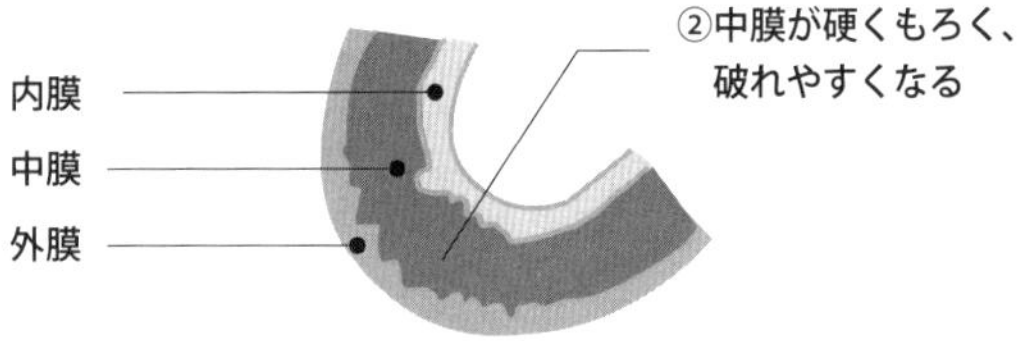

細動脈硬化

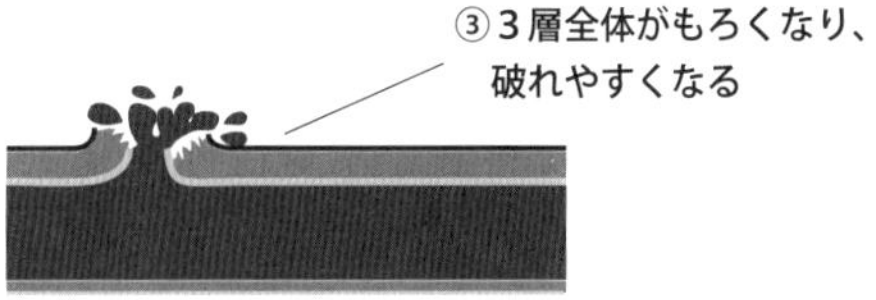

シウムの代謝異常が起こり、血液中のカルシウムが石灰化して血管に付着するのです。それにより血管は硬くもろくなり、血管壁が破れてしまうこともあります。大動脈や下肢の動脈、頸部の動脈に起こりやすいとされています。

③細動脈硬化

細動脈硬化は、血管の3つの層全体がもろくなる動脈硬化です。脳や腎臓の末梢や、目などのごく細い動脈に発生しやすく、血管が破裂して出血することもあります。高血圧や、長期の糖尿病により起こりやすいとされています。

3つの動脈硬化のなかでも、最も注意すべきはアテローム硬化です。心疾患や脳卒中をはじめとする脳血管疾患の多くが、このタイプの動脈硬化を要因として起こっているからです。突然死のほとんどがこのタイプといっていいでしょう。

アテローム硬化の起こり方をもう少し詳しく説明します。血管の内膜は内皮細胞という細胞で覆われていると述べました。例えるならトンネルの内壁にタイルを敷き詰め、水などが中に入っていかないようにしている状態で、血管においては内皮細胞がタイルの役割を果たし、不要なものが血管壁に染み入っていかないようにしています。これをバリア機能といいます。ところが、なんらかの原因でこの内皮細胞に傷がつくと、敷き詰めたタイルがはがれてしまうようなものですから、バリア機能も低下します。するとそこから、血管壁の内側へＬＤＬコレステロールという悪い脂質が入り込みます。これは血管壁にとっては不要な異物なので、退治するためにマクロファージという免疫細胞の一種が集まってきます。免疫細胞は外敵を退治する細胞で、おもに白血球中に存在します。

マクロファージは、コレステロールを食べて退治したあと、泡沫細胞という太った細胞になり、血管壁に「こぶ」をつくるようにたまります。これをプラークといい、血管を狭めたり詰まらせたりするもとになります。プラークは粥腫とも呼ばれ、文字どおりおかゆのようにどろどろし、崩れやすいという特徴があります。

さらに、内皮の傷ついた部分を修復するために、血小板が集まってきて付着し、血液を凝固させるので、内膜がいっそう厚くなります。これを繰り返しながら動脈硬化が進み、血管が狭くなって血流を滞らせたり、プラークが破れることで詰まらせたりするのです。

アテローム硬化は心臓に栄養や酸素を送る冠動脈という太い動脈や、脳の動脈などの主要な臓器の動脈に起こります。詳細は第３章に譲りますが、心臓においては冠動脈の硬化が進行すると心臓への血流が悪くなるため、機能が低下し病気の引き金になります。

動脈硬化そのものには自覚症状がありませんので、放置していると知らず知らずのうちに進行し、心臓を弱らせていきます。くすぶりが火種となり、やがて爆弾へ……それが破裂すれば心臓に致命的なダメージを与えます。そうならないためにも、くすぶりのうちに対処することが肝要です。

高血圧は自覚症状がない「静かなる殺し屋」

なんだか熱っぽい、のどがいがいがしてせきこむ、鼻水も出てきた……、カゼをひくとたいてい、このような自覚症状が出ます。「どうも体調が悪い」となって、市販薬をのんでみたり医療機関へ行ったりします。しかし、高血圧にはそれがありません。自覚症状がないままいつのまにかどんどん、高くなっていきます。人により、頭重感といって頭が締め付けられるような感じや、それに伴いめまいや頭がぼーっとするといった訴えがなくはないのですが、ほとんどの場合自覚症状はまったくない、と思っていいでしょう。

血圧が高くなると動脈硬化で血管がボロボロになると話しました。道が荒れていれば、そこを通る血液もスムーズに流れません。そうなると心臓が「全身に血液をちゃんといきわたらせなければ！」とばかりに、血液を押し出す圧もますます高くなります。かくして、高血圧→動脈硬化→血液が流れにくくなる→血圧がさらに高くなる、の負の連鎖が起こる、というわけです。

高血圧になっても自覚症状がありませんから、気づかないうちに血圧が上がっていき、それに伴い動脈硬化も、気づかないうちにどんどん進んでしまうということ。その結果、ある日突然、命に関わる発作を起こしてしまう。それこそが高血圧の怖さなのです。まさに、死へのスパイラル、といってもいいでしょう。ピンとこないかもしれませんが、もし今の時点で血圧が高めで、１２０㎜Hgを超えていたら、知らず知らずのうちにこのスパイラルのスタートラインに立っているかもしれません。さらに、肥満だったり、血糖値が高かったりしたら、若くてもすでに、下が見えない螺旋階段を下りつつあるかもしれないのです。

ここで、さらに怖い話をします。

動脈硬化は、治療や日常生活の見直しで進行をゆるやかにすることはできますが、ひとたび進んでしまうと元のキレイな血管には戻りません。そのまま放っておくと、エスカレーターに乗っているがごとく、すーっとスパイラルを下っていき、もう上が見えなくなってしまうほど深みにはまってしまうのです。

こうしたことから高血圧は、静かなる殺し屋（サイレントキラー）とも呼ばれるのです。

Column

増えている仮面高血圧

家庭で血圧を測る人の場合、医療機関で医師や看護師が測る血圧が普段の血圧より高くなってしまうケースがあり、「白衣高血圧」と呼ばれています。これは比較的よく知られていますが、近年はその逆、つまり医療機関で測る血圧よりも日常生活の血圧のほうが高いというケースが目立ってきています。これを、隠された高血圧という意味で「仮面高血圧」と呼ぶようになりました。

仮面高血圧は、医療機関で測っても正常値のために、発見されにくく、治療もされない状態が続くので、将来脳卒中などになりやすいことが懸念されています。

仮面高血圧には、おもに3つのパターンがあるとされています。

1つ目は、職場高血圧といって、外来血圧では正常の範囲なのに、忙しい職場にいるときは高血圧の値まで血圧が上がっているパターンです。職場の緊張感や焦燥感、人間関係の悩みなどが血圧を上昇させてしまうのです。仮に、1日8時間働いているとすると、血圧の高い状態は1日の3分の1を占めるわけですので、軽視できません。

2つ目は、夜間から早朝にかけての、寝ている間も血圧が高い夜間高血圧という状態です。

健康な人であれば、就寝時には自律神経が切り替わって副交感神経が優位に立ち、血管が自然に拡張するので、血圧は日中よりも10から20程度下がるのが普通です。ところが、動脈硬化が進行していると、自律神経が切り替わっても血管が拡張せず、血圧が高いままの状態になることがあるのです。

本来ならゆっくり休むべき時間帯に、血管も心臓も酷使されてしまうわけですから、ダメージがますます進んでしまいます。また、昼間の行動力や思考力が低下するともいわれています。

3つ目は、早朝高血圧と呼ばれる仮面高血圧で、これは文字どおり早朝に血圧が高くなるパターンです。

もともと高血圧体質なうえに、自律神経の働きが重なって、朝になると危険なほど血圧が上がってしまうのです。

この3つのなかで動脈硬化やもともと血圧が高くなる体質とはあまり関係ない高血圧は、職場高血圧です。言い換えれば生活上の工夫で下げることが可能ということです。うまく気分転換をしたり、職場でイライラしないようにすることがポイントです。

第3章

脳梗塞、脳出血、クモ膜下出血……
脳にダメージを与え突然死を招く
脳血管疾患

脳にダメージを及ぼす6つのリスク 高血圧、内臓脂肪、脂質異常、高血糖、喫煙、無呼吸

第2章では、脳にダメージを及ぼす可能性がある血管の劣化、「動脈硬化」について解説しました。動脈硬化は誰でも加齢により進んでしまいますが、生活習慣が乱れていると拍車がかかることが分かっています。例えば食生活。そもそも私たちの体は自分たちが食べたものでできていますから、栄養が偏っていたりすれば、体によいわけがありません。そんな、「生活習慣を背景とする体の中の異常」の指標として知られているのが、本書のテーマである血圧、そして内臓脂肪、コレステロール値、血糖値です。

国内では40歳以上を対象に、これらを調べていわゆる生活習慣病を早期発見する目的で、特定健康診査（メタボ健診）が自治体や職場で行われています。そのため、40歳を過ぎてから、にわかに「生活習慣病」が怖いとか、「お腹ぽっこり」が危ないなどとメディアに取り上げられたり、医療機関等で指摘されたりする機会が増えますが、タイマーがセットされたかのよう

に、40歳になったとたん生活習慣病にかかりやすくなるわけではありません。誰でもそれ以前から少しずつ、知らないうちに、体によくない生活習慣のツケがたまってきているのです。それを検査する機会がないから、明るみに出ないだけなのです。40歳になって健診を受け、そのとき初めて生活習慣病やその予備軍になっていたことが分かったとしたら、その人は30代、もしかしたら20代から、生活習慣病の〝芽〟が出ていた可能性が高いといえるでしょう。「そうと知っていれば、若いうちから節制していたのに！」と思ってもあとの祭り。貴重な働き盛り、そして楽しむべき第2の人生が、常に健康不安との隣りあわせになってしまうかもしれません。

脳のことに限っていえば、脳の血管が動脈硬化を起こして劣化すると、血流が悪くなるだけでなく、出血や梗塞などのアクシデントを招く要因になります。繰り返しになりますが、脳の疾患は重い後遺症を伴うことも多く、そうなると生きてはいても日常生活に支障が出ることも少なくありません。動脈硬化はいったん起こってしまうと元のキレイな血管には戻らないので、10年、20年と経つうちに、進行した動脈硬化のある人とない人では寿命に開きが出てしまうことを懸念しています。第1章で触れた健康寿命が、短くなってしまう恐れがあるのです。

脳にとっての「敵」を遠ざけておくことが、なによりの対策。その敵こそが生活習慣病であり、その筆頭が高血圧である、というのが私の持論です。

高血圧や高血糖などの、動脈硬化を進める「悪役」たちは、現代人の生活習慣のそこここにひそんでいます。食生活を例に挙げれば、今や日本にはすっかり、ファストフードに象徴される脂っこいものや、甘いものが多い欧米型の食生活が定着しています。これらが身近になり、たくさん食べるようになったことが、メタボとそれに伴う糖尿病や脂質異常症などの生活習慣病が増加した要因であることは間違いないでしょう。

運動不足も、生活習慣病を引き起こす要因です。交通網が発達し、交通手段が増え便利になったことで、現代人は歩く機会が減っています。昔は何をするにも、どこへ行くにも体を動かさなくては始まらなかったのに、今はさして動かなくてもことが足りてしまう生活が可能で、自ら体を動かそうと意識しなければすぐに運動不足に陥ってしまいます。パソコンやスマートフォン、ゲームの普及がそれに拍車を掛け、子どもでさえも外へ出て遊ぶ機会が減っています。

現代にありがちな生活習慣が悪役の温床になってしまう、というわけです。また、高血圧を進めてしまう要因としては喫煙や睡眠時無呼吸も指摘されています。これらについて、具体的な解決策となる食生活や運動のポイントは第５章にまとめましたが、まずこれらがどんなメカニズムで脳にダメージを及ぼすのかを説明します。

高血圧は前章で取り上げましたので、ここではそれ以外の、内臓脂肪、脂質異常、高血糖、そして喫煙、睡眠時無呼吸について取り上げたいと思います。

①内臓脂肪

若い世代でも「メタボ」という言葉は聞いたことがあると思います。正確にはメタボリックシンドロームといいます。お腹が出た、太った体形の中高年男性が目に浮かぶかもしれません。このことから、メタボは肥満の一つの呼び名のように思っている人もいるかもしれませんが、実はメタボリックとは「代謝」を意味する英語です。つまり、メタボリックシンドロームとは、代謝に異常をきたした病態、をあらわしているのです。

代謝とは、簡単に説明すると、食事から摂った糖や脂肪などの栄養素が分解、吸収され、生命活動に必要なエネルギーに変わり消費されたり蓄えられたりすることです。体にもともと備わっているメカニズムですが、メタボリックシンドロームになると、この一連の流れに異常が起こってしまうのです。メタボ≠肥満とはいえ、肥満とは密接な関係があります。メタボリックシンドロームは、内臓脂肪型肥満といって、肝臓や腸などの内臓に過剰な脂肪がつくことにより起こる病態だからです。顔や手足を見るとそれほどでもないのに、お腹がぽっこり出ている、俗にいう中年太りのタイプはこの内臓脂肪型肥満がほとんどであるといっていいでしょう。

一方、どちらかといえば女性の中高年世代に多い、全体的にぽっちゃりしていて特に下半身が目立つようなタイプは、皮下脂肪型肥満といえます。これらは果物に例えて、リンゴ型、洋ナシ型といわれることもあります。

生活習慣病の要因となるのは前者の内臓脂肪型肥満。内臓脂肪型肥満と、血清脂質・血圧・

図表10　メタボリックシンドローム診断基準

（厚生労働省　生活習慣病予防のための健康情報サイト「e ヘルスネット」より）

必須項目		（内臓脂肪蓄積） ウエスト周囲径	男性　≥ 85cm 女性　≥ 90cm
選択項目 3 項目のうち 2 項目以上	1.	〈血清脂質〉 高トリグリセリド（中性脂肪）血症 かつ／または 低 HDL コレステロール血症	≥ 150mg/dL ＜ 40mg/dL
	2.	〈血圧〉 収縮期（最大）血圧 かつ／または 拡張期（最小）血圧	≥ 130mmHg ≥ 85mmHg
	3.	〈血糖〉 空腹時高血糖	≥ 110mg/dL

血糖のうち2つ以上が基準値を超えていることがメタボリックシンドロームの診断基準となります（図表10）。

　ではメタボの背景にある内臓脂肪と高血圧、そして脳機能との関係はどのようになっているのでしょうか。そもそも、内臓脂肪も皮下脂肪も、同じ脂肪なのに、どうして内臓脂肪型肥満がよくないのか、と疑問に思われる人もいるでしょう。実は同じ脂肪でも、内臓脂肪の細胞からは、アディポサイトカインと呼ばれるさまざまな生理活性物質が分泌されることが分かっています。この物質には良い働きをするものと悪さをするものがあるのですが、内臓脂肪が増え過ぎなければ、良い働きをするアディポサイトカインのほうが活発に働きます。

ところが内臓脂肪が増え過ぎると立場は逆転します。つまり、悪さをするアディポサイトカインが増え、良い働きをするアディポサイトカインの分泌は減ってしまったり活性が鈍くなったりするのです。

悪さをするほうは、あとに述べる脂質異常や高血糖を悪化させ、メタボを進めてしまいます。血圧に対しても、悪さをするアディポサイトカインの一つに、アンジオテンシノーゲンという物質があり、高血圧を進めてしまう働きがあることが分かっています。この結果、動脈硬化が進んでしまい、脳卒中のリスクも高くなってしまうのです。メタボリックシンドロームによる高血圧や高血糖といった危険因子の数が多くなればなるほど、脳卒中や心筋梗塞といった循環器疾患の発症リスクが高くなることはよく知られています。

②脂質異常

血液にはブドウ糖だけでなく、中性脂肪やコレステロールといった脂質成分も溶け込んでいます。これらが増えすぎた状態を脂質異常症といいます。かつては高脂血症ともいわれており、その名称が示すとおり血液中に余分な脂質が多くなった状態です。脂が多いのはなんとなく血液がドロドロしているイメージもあり、体に悪いというのは理解してもらえると思います。第2章で話したように、動脈硬化はこれらの脂分のうち、俗に悪玉とも呼ばれるＬＤＬコレステロールが血管壁に入り込むことで、プラークと呼ばれる瘤が大きくなり、病態が進んでしまいます。

コレステロールも、比較的よく知られている言葉ではないかと思いますが、ではコレステロールを見たことがある？とか、コレステロールって何？と聞かれると、答えに詰まってしまう人が大多数ではないでしょうか。そこで少し、コレステロールの話をしたいと思います。

そもそもコレステロール自体は、細胞膜やホルモン生成に必要な物質であり、動物にとってなくてはならないものです。しかし過剰になると、血管壁にたまるなどして、体に不利益をもたらします。コレステロールは脂質の一種なので、そのままでは血液に溶けません。そのためある種のタンパク質がくっつき、「リポ蛋白」という形で血液に溶け、体内を巡っています。このリポ蛋白にはいくつかの種類があり、善玉と呼ばれるＨＤＬと悪玉と呼ばれるＬＤＬが世間には比較的よく知られています。

ＨＤＬがなぜ善玉と呼ばれるかといえば、血液中に過剰にたまったコレステロールを回収して、肝臓に運んでくれるからです。平たくいえば、血管内を余分な脂質でドロドロにするのを防ぎ、血液をサラサラと流れるようにしてくれている、といってもいいでしょう。なお、肝臓に運ばれたコレステロールは代謝され、体外へ排出されます。これに対しＬＤＬは、ＨＤＬとは逆に、肝臓からコレステロールをもち出し、全身に運ぶ役割をもっています。ただ運ぶだけなら、体になんの悪影響もないはずです。実際、全身に運ばれたコレステロールは体の各所で細胞膜などの原料となりますので、むしろ役に立っているといえるでしょう。ところが、食生活などを背景に、このＬＤＬコレステロールが過剰になってしまうと、肝臓からコレステロールが運び出される量も多くなるので、体に余剰分がたまっていってしまうのです。当然、血液中の量も増えますので、血管壁にたまっていってしまい、それが動脈硬化の要因となってしまうのです。

つまり、「バランスが大事」というわけです。血液から肝臓へと運び込むＨＤＬと、肝臓から血液へ運び出すＬＤＬのバランスがとれていればいいのですが、ＬＤＬが増えすぎるために、ＨＤＬがせっせと血管からコレステロールを回収しても追い付かなくなってしまう、ということです。

③高血糖

高血糖とは文字どおり、血中の糖の濃度が高い状態。ここでの糖はブドウ糖を指します。ブドウ糖はそのほとんどが、食事からとりこまれます。よく知られているとおり、食物中のおもな栄養素には炭水化物、脂質、タンパク質があり、３大栄養素と呼ばれています。いずれもエネルギー源となりますが、最もよく使われるのがおもに主食から摂る炭水化物。消化・吸収の過程でブドウ糖となり、血液によって肝臓へ、肝臓から全身へと送られます。そして脳をはじめ、体の各組織の細胞で利用されるのです。ブドウ糖は、人間が生命活動をしていくのに欠かせない燃料のようなものですが、それが血液中に過剰になると、細胞や組織を傷めたり、体内のさまざまな代謝のシステムを乱したりするのです。

血中のブドウ糖の濃度を血糖値といいます。ブドウ糖は食事からとりこまれるので、食後すぐの時点では血糖値は高くなります。しかし、2～3時間も経てば食前の状態に戻ります。ここには、血糖値をコントロールするインスリンというホルモンが働いています。血液中のブドウ糖をスムーズに細胞に運び、エネルギーとして利用するのを助ける役割を担っているのです。また、血糖値が低いとき、つまり血液中のブドウ糖が不足しているときには、肝臓にたくわえられているグリコーゲンを分解し、ブドウ糖にして血中に放出しますが、その命令もインスリンがくだしています。血液中のブドウ糖が過剰なときには利用を促し、不足しているときには補う。インスリンのこうした作用により、健康な人では血糖値が一定の範囲に保たれているというわけです。

ところが高血糖状態になると、インスリンが調整しようとしても追い付かず、それが続くことにより、感受性といってインスリンの〝効きやすさ〟が落ちてきてしまうのです。分泌量も低下し、血糖値を下げる作用が弱くなってしまいます。そうなると、血液中のブドウ糖が体内でうまく利用されなくなり、そのまま血液中にとどまりますので、血糖値の高い状態が続いてしまいます。

こうして高血糖状態が慢性化すると糖尿病を発症してしまいます。糖尿病になると進行とともに神経症状（しびれなど）や網膜出血といった合併症を引き起こしやすくなります。

糖尿病には原因不明で生活習慣が関係しないI型と、肥満や食べ過ぎなどの生活習慣が関係するII型に大きく分けられます。国内の糖尿病患者の約9割は、II型であるといわれています。なお、糖尿病にはほかに、甲状腺機能亢進症などの病気や、薬剤に伴って起こるものもあります。

この状態が続くことにより、血管壁に付着した糖の一部が血管壁のタンパク質と反応し活性酸素が発生し、血管内皮を傷つけるのではないかといわれています。

糖尿病や、その予備軍である高血糖状態は今、感染症が重篤になりやすいことでも話題になっています。糖尿病はさまざまな合併症を引き起こすことで知られていますが、それは糖尿病が血管が傷むことで起こる全身性の炎症である、と言い換えることもできます。例えるなら体のあちらこちらで火事が起こっているようなものであり、火消しのために体が自らを守る免疫が消耗するため、外部からの菌やウイルスへの防御が手薄になり、発症や重症化を招くと考えられています。

糖尿病に高血圧が加わると、脳卒中といった脳血管障害のリスクが増大します。実際の年齢が若いからといっても油断は禁物です。年齢は若くても高血圧の方の血管は、血圧の負荷でいつの間にか血管が蝕まれて、想像以上に老化しているのです。それに伴い、ある日突然、脳の血管が詰まったり破れたりして倒れてしまう危険も知らないうちに高まっているのです。

一見細身で、実際の体重も適正範囲内。過去に特段、太ったこともない、という人のなかにも、実は動脈硬化が知らず知らずのうちに進んでいるケースがあります。それが「かくれ肥満」です。簡単にいえば、肥満しているようには見えないのに脂肪がとても多い状態を指します。例えば同じ体重でも、体脂肪率が15%と30%では後者のほうが健康上、よくなさそうだというのは一般の方でも想像がつくと思います。

　脂肪が多いということは相対的に筋肉量が少ない、といえます。このようなかくれ肥満は「サルコペニア肥満」ともいい、食事で摂った糖の代謝に悪影響を及ぼし、血糖値を上昇させ、ひいては動脈硬化を進行させてしまうと考えられています。先の「高血糖」の項でも話したとおり、血糖値が上がると膵臓からインスリンが分泌されます。このインスリンは血液から糖を運び出し、グリコーゲンという形にして筋肉や内臓へ運び込みます。ところがここで、筋肉量が少ないと、運び込むスペースがそれだけ少ないということですから、インスリンは〝立ち往生〟。糖をうまく処理することができなくなってしまいます。その結果、インスリンは十分出ているのに効きが悪い状態になり、糖尿病を引き起こしやすくなります。糖は脂肪細胞にも運ばれそこで貯蔵されますが、筋肉の引き受け分が少ない分、たくさんの糖が脂肪細胞に運び込まれれば肥満が進みます。そのためますます脂肪が増えるという悪循環に陥ってしまいます。

　こうした「かくれ肥満」は当院の患者さんを見る限り、最近特に、40～60代のいわゆる働き盛り世代に増えているように思います。腹囲を測ってもメタボの基準である男性85㎝、女性90㎝を超えず、肥満とは無縁に見える体形なのに、血液検査の結果は明らかな高血糖だったり、脂質異常症と呼ばれるＬＤＬコレステロール値の高い状態だったりします。この「かくれ肥満」の場合、一般的な健康診断や人間ドックの血液検査で異常を発見できます。ところが残念ながら「健診を受けたが結果をよく見ていない」という人も少なくありません。受けたことだけで満足してしまい、そのあとのことには無関心、あるいは仕事等で忙しいためにうやむやになって……というケースが多いようです。

　血液検査でもし異常値、つまり基準値の範囲外の結果が出た場合には「要再検」や「要受診」といった注意を促す記載があります。しかし、肥満でもなく、普段とりたてて不調がないと「健康だから大丈夫」と放っておいてしまいがちです。これが「かくれ肥満」の人の落とし穴といえるでしょう。体の中で知らず知らずのうちに動脈硬化が進み、取り返しのつかないことにならないよう、健康診断の結果はよく確認し、異常があれば医療機関の受診を勧めます。

　また、近頃は家庭でも、体重計に体組成計といって、体脂肪や筋肉量の推計値が表示される機能がついているものが増えてきました。体重だけでなく、脂肪や筋肉量も日頃から気にしておく習慣をつけるといいのではと思います。

④喫煙

タバコの煙には、７０００種類以上にものぼる化学物質が含まれているといわれています。これらの多くは血流にのって全身に運ばれるため、その経路となる血管も悪影響を受けます。もちろん、動脈硬化も進めてしまいます。喫煙すると動脈硬化を防ぐよう働くＨＤＬコレステロールを減少させてしまうことが分かっています。また、タバコのニコチンには血管収縮作用があるため血圧を上昇させますし、同じくタバコに含まれる一酸化炭素は、血管の内壁を傷つけるのに加え、血栓をつくりやすくすることが分かっています。さらに近年では、喫煙が糖代謝にも悪影響を及ぼすことが指摘されています。これが脳の血管にダメージを及ぼさないはずがありません。国内外の複数の研究を分析、検討した結果、喫煙は脳梗塞とクモ膜下出血の危険因子であることが分かっています。また国内の研究で、男性では20本／日以上の喫煙が脳梗塞の危険因子であることや、ラクナ梗塞、アテローム血栓性脳梗塞の危険因子であること、脳卒中のリスクは喫煙本数が多いほど大きくなることが分かっています。

何年も吸っていると「今さらやめても手遅れだろう」とはなからあきらめてしまう人もいるかもしれませんが、禁煙をすればその日から、血管壁が傷ついたりニコチンにより血圧が上がったりといった、血管への悪い作用はなくなります。禁煙すれば早期に、血液が固まりやすくなる、血管が収縮しやすくなるといった影響がなくなり、血栓ができにくくなる効果があらわれると考えられています。５～10年も禁煙が続けば、脳卒中のリスクが低下することも報告されており、喫煙者には禁煙が勧められます。

⑤睡眠時無呼吸

近年、鉄道などの交通事故のニュースにたびたび「無呼吸」という言葉が登場するようになりました。いわゆる居眠り運転の要因の一つに、「閉塞性睡眠時無呼吸症候群」（ＯＳＡＳ：Obstructive Sleep Apnea Syndrome）という病気の存在が明らかとなり、社会の関心を集めています。ＯＳＡＳとは、寝ている間にしばしば呼吸が止まってしまうために、心身にさまざまな悪影響が及んでしまう疾患です。目安として、一晩のうちに10秒以上の呼吸の停止が何度もあらわれると、この疾患が強く疑われます。呼吸が止まると、脳が酸素不足の危機を察知し、就寝中にもかかわらず覚醒してしまいます。睡眠時間そのものはたっぷりとっていたとしても、熟睡ができていないということです。そのため、無呼吸の患者さんは昼間に強い眠気があることも多く、だるさや疲労を訴えるなどで、日中の活動量や生活の質も低下しがちです。

なぜ呼吸が止まってしまうのでしょうか。一つには、「肥満」が関与しています。

呼吸をしているとき、私たちが吸った空気はのどから肺まで達する気管を通っていきます。気管は直径1・5～2㎝ほどの管で、飲食物が通る食道の前側にあります。首にはほかに、頸椎（首の骨）や頸動脈といった生命維持に大事な組織も通っています。太っているがために、これらの周囲を首の筋肉や脂肪がとりまくことで守っている格好になっていますが、太り過ぎると逆に、気道を圧迫する要因になります。起きているときには問題がなくても、横になると過剰な脂肪が気道を狭めてしまうのです。

ラグビーやアメフトなどのコンタクトスポーツをしていて、首回りに筋肉がついており太い人も、要注意です。一方、肥満でなくても、「あごが小さい人」「もともと気道が細い人」はやはりのどが圧迫されやすいので、ＯＳＡＳが起こることがあります。

ＯＳＡＳで怖いのは、昼間の眠気だけではありません。高血圧の要因になってしまうことが分かっています。ご存じのとおり、呼吸でとりこまれた酸素を全身に運ぶのは血液です。寝ている間に呼吸が止まり酸素不足に陥ると、脳が血管に対し、血液を迅速に巡らせ体が酸素不足にならないよう命令を送ります。このため血管の収縮が大きくなり、血圧が高くなるのです。

1日の4分の1〜3分の1は睡眠にあてられます。本来なら心身を休めるための時間なのに、ＯＳＡＳになると無自覚のまま、血管に負担をかけていることになってしまいます。なお、ＯＳＡＳがある人はない人に比べ、虚血性心疾患（狭心症や心筋梗塞）を発症するリスクが約3倍にもなるという研究報告もあります。

ＯＳＡＳでは「いびき」に特徴が見られます。「かっ……ごおおお！」というような、静かになったと思うと突然音が大きくなるパターンを繰り返したり、寝入りばなだけでなく、朝までずっとこうしたいびきをかいていたりすると、ＯＳＡＳが強く疑われます。端的にいうと、

「尋常ではないいびき」なのです。自分では分からないので、家族が気づいて受診を促す、というパターンが多々あります。周囲の指摘がなくても、日中、とても眠くてやる気が起こらない、注意散漫になる、疲れやすくて仕事その他日常生活に支障が出ていると感じたら、一度受診することが望ましいと考えます。無呼吸の検査や治療は呼吸器科や循環器科、内科等で行われていますが、専門性の高さは医療機関によって異なるのが実状です。近年は「睡眠外来」を掲げるクリニックも増えてきており、そうした標ぼうを受診先の目安にするとよいかと思われます。

家族歴がある人はいっそうの注意を

両親や祖父母のなかに、脳卒中を患った人がいると、そうした人がいない人よりも、同じ病気を起こすリスクが高いことが分かっています。その場合、肥満体形でなくても動脈硬化には気をつけるべきと考えます。頸動脈という、太い血管に超音波をあてて内部の様子をみる頸動脈エコー検査で、動脈硬化の程度はわかります。動脈硬化があるのに加え、血圧が高いと脳卒中を起こすリスクが跳ね上がるのは前述のとおりです。1年～数年に一度はこうした検査で、動脈硬化がないかどうかをチェックしておくと安心です。

ただし、家族や身内に脳卒中を患った人がまったくいないから、自分も絶対にかからない、ということではありません。遺伝的な体質と生活習慣は、一般に1：1の割合で関与するといわれています。家族歴があるということだけで、発症の有無が決まるものではありません。動脈硬化や、高血圧をすすめてしまうような生活習慣を続けていれば、誰もが発症する可能性があります。後天的な要因である食事や運動等の生活習慣も、大きく関与しているのです。

高血圧がきっかけで起こるおもな脳疾患

ここからは、高血圧で発症リスクが高まる、命に関わる脳疾患の解説をします。高血圧により脳に張り巡らされた血管が劣化した結果、詰まったり破れたりして起こる疾患を脳血管疾患といいます。脳卒中という呼び名でも知られています。

脳血管疾患のうち血管が詰まって起こるものを脳梗塞、破れて出血することで起こるものを脳出血、特に脳を覆うクモ膜と脳の間の出血をクモ膜下出血といいます（図表11）。

①脳梗塞

脳梗塞とは、脳に酸素や栄養分を届ける血管が詰まる病気です。詰まった先の脳細胞が壊死

図表11　脳卒中の種類

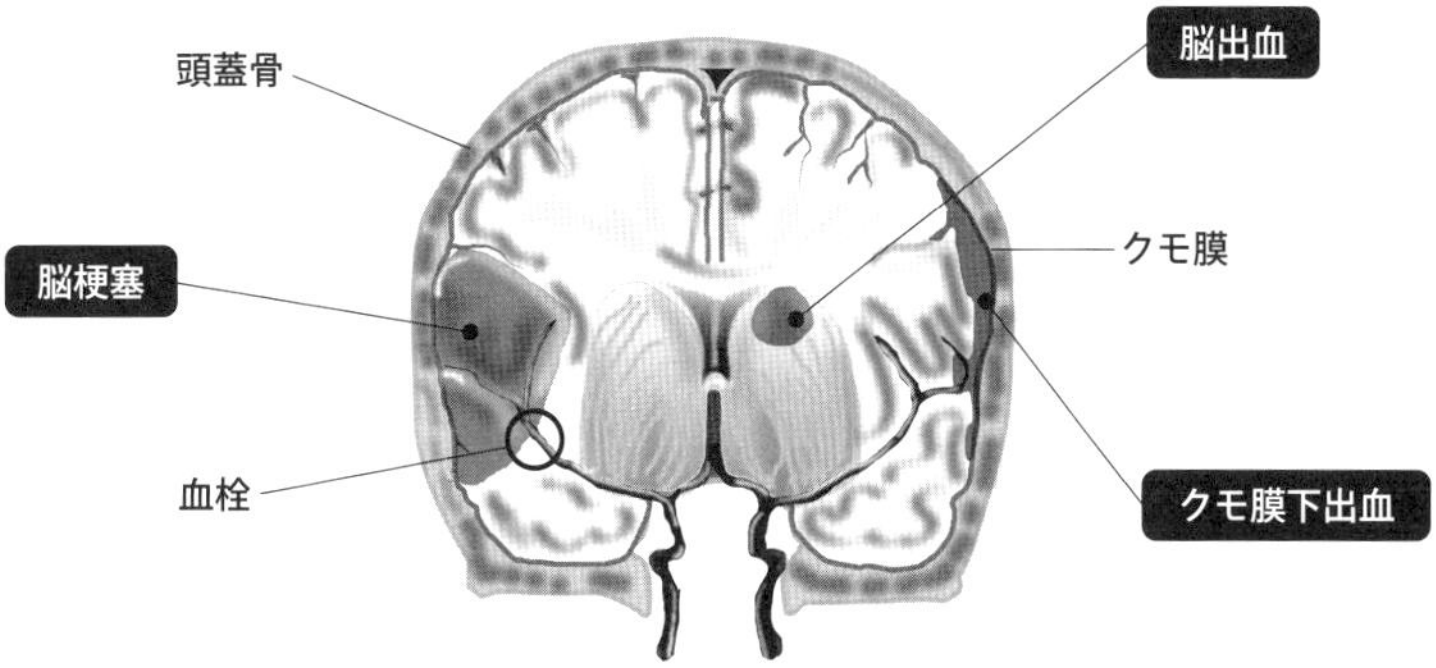

図表12　脳卒中の種類

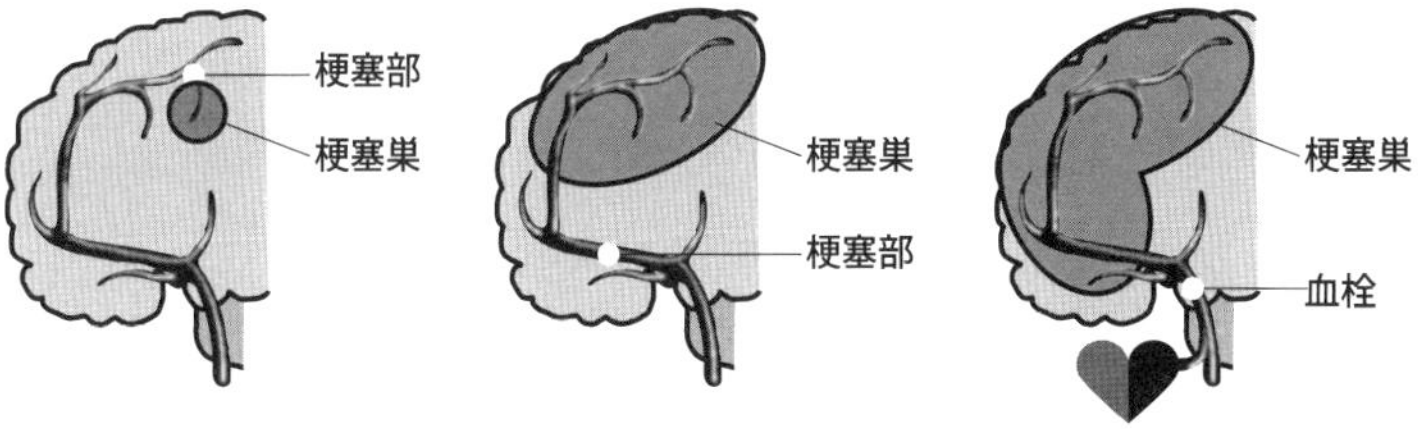

ラクナ梗塞

直径1.5cm以下の小さな梗塞。自覚症状が出ないこともある。高血圧により細い動脈に発生する動脈硬化が原因。

アテローム血栓性脳梗塞

コレステロールが原因で脳の太い血管が動脈硬化を起こした梗塞。言語障害や手足の麻痺などの後遺症が残る。

心原性脳梗塞

心臓にできた大きな血栓が脳まで運ばれ、そこで梗塞を起こす。脳の非常に広い範囲に影響が出るため重大な後遺症が残る。

してしまうので、命を落としたり、たとえ助かっても重大な障害が残る恐れがあります。脳には大小さまざまな太さの血管が張り巡らされており、太い血管が急に詰まれば、脳細胞の壊死は広範囲に及ぶので、死に至るリスクが大きくなります。

血管の詰まり方により、脳梗塞はラクナ梗塞、アテローム血栓性脳梗塞、心原性脳梗塞の3つのタイプに分けられます（図表12）。一般的には、重篤度はラクナ梗塞＜アテローム血栓性脳梗塞＜心原性脳梗塞といえます。

第2章で、動脈硬化がどのように起こるか基本的なメカニズムを解説しましたが、それが細い動脈で起こるとラクナ梗塞、太い血管で起こるとアテローム血栓性脳梗塞の要因となります。それらに対し、心原性脳梗塞は、心臓が心房細動という病態を繰り返すことで、血栓ができてしまい、それが脳の太い動脈に詰まることで起こります。あまり一般に知られていないことだと思いますので、その仕組みについて少し詳しく解説します。

②心房細動

正常な心臓は、規則的な電気信号を動力として、1分間に60〜80回の拍動を行っています。心筋には「刺激伝道系」と呼ばれる電気回路が張り巡らされており、ここを信号が規則的に伝わることで、拍動が起こるのです。

図表13　心臓と電気の流れ

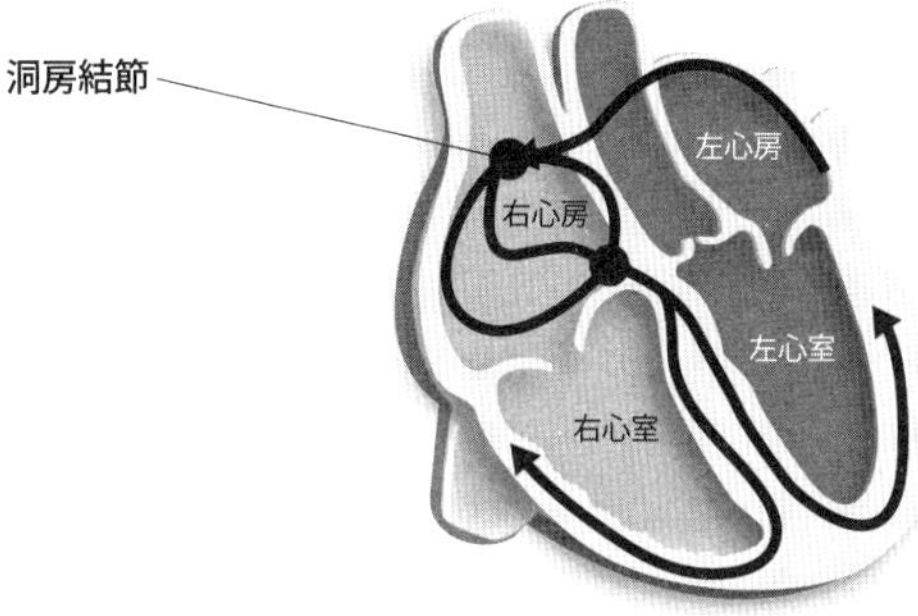

電気回路の起点は右心房と上大静脈の境界にある洞房結節という部分です。ここが発電所となり、電気信号が発せられ、右心房と右心室の境界にある房室結節を通って心臓全体に伝わり、拍動が起こります（図表13）。ところがなんらかの原因で電気回路に異常が生じると、発せられる電気信号もイレギュラーになるため、拍動が乱れてしまいます。

心臓の拍動は、洞房結節という場所から発せられる電気信号の命令により起こると先ほど話しました。さしずめ洞房結節は発電所のようなもので、1分間に50〜60回程度、規則正しく発せられた電気信号が、心臓をひと巡りするといったイメージです。ところが心房細動を起こしている心臓は、この発電所が2つも3つもイレギュラーにできてしまい、ランダムに電気信号が発せられてしまうのです。しかも、巡る方向もばらばら。これでは正常な拍動にはなりません。それが

「脈の乱れ」として感じられることを不整脈といいます。不整脈自体は病気でなくても起こり得ることで、中高年になると1日1～2回は不整脈を起こしているともいわれています。瞬間的にドキッとしたり、人によっては胸苦しくなったり、気持ち悪くなったりなどがおもな自覚症状ですが、症状がまったく出ないことも珍しくありません。疲れや睡眠不足、ストレスなどでも起こるので、そうした一過性の不整脈であれば問題はありません。

しかしなかには、放っておくと命に関わる恐れのある不整脈もあります。そういう場合は、一過性だろうと思って様子見しているうちに、不整脈が起こる頻度がどんどん高くなり、やがて四六時中、不整脈が続く状態になってしまいます。このとき、血流はどうなるかというと、本来、心房から一定のリズムで心室へと血液が送られなければならないのに、ポンプが異常動作を起こしてしまうために、それができなくなるわけです。心臓のポンプ機能が正常に働いていないわけですから、血流が滞ったり詰まりやすくなったりして、命を脅かします。心房細動は、その「怖い不整脈」の代表格なのです（図表14）。

つまり心房細動を起こすリスク要因、つまり、本来あってはならない電気信号の発電所が、なぜできてしまうのかについては、解明されていないことも多いものの、その一つに高血圧があることは分かっています。高血圧により心臓に負担がかかり、心筋に傷ができると、その部分のタンパク質が変化してしまい、そこにイレギュラーな発電所ができてしまうのです。これ

図表14　心房細動の心臓

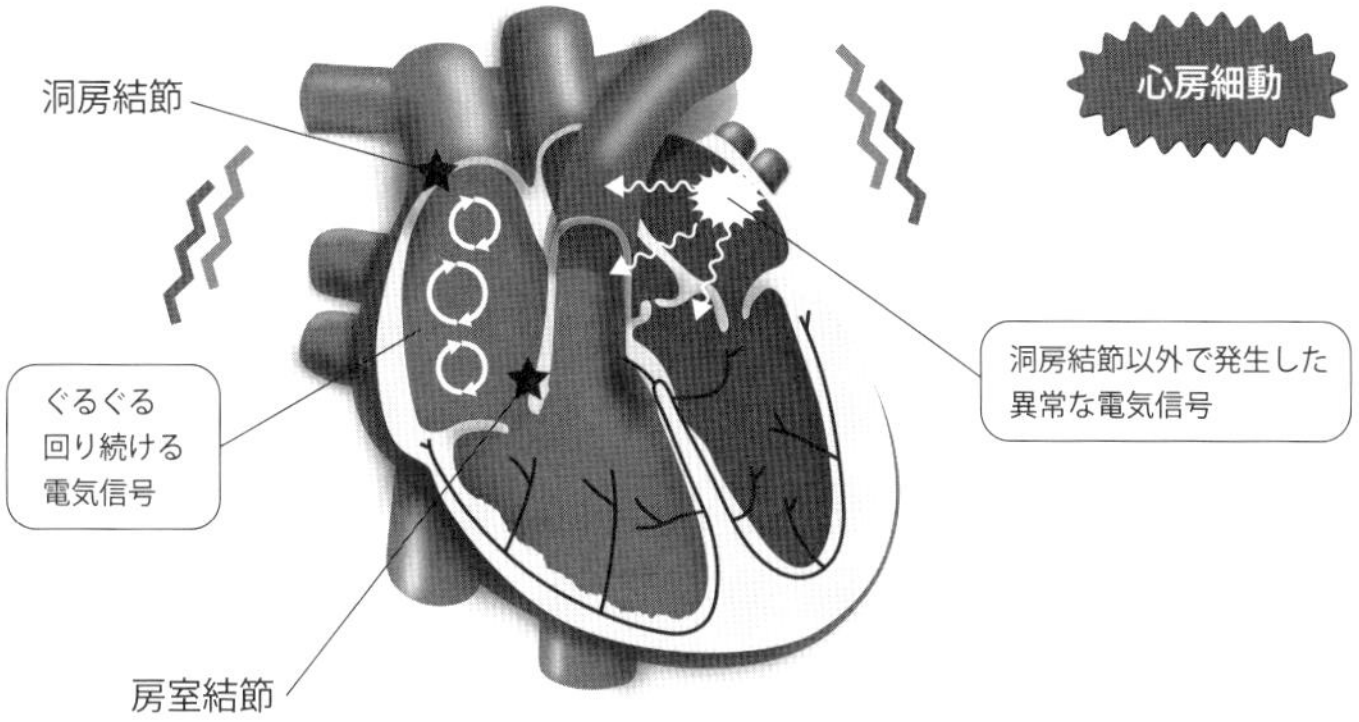

を心筋の線維化といいます。

人間の体にはもともと、傷ができてもそれを修復しようとする自然治癒力が備わっています。心筋も傷ができればそこを治そうとするのですが、高血圧の人は常に心臓に負担がかかっているわけですから、治りきらないうちに同じところがまた傷つくのを繰り返すことになってしまいます。そうなると、修復が追い付かず、元のようには戻らなくなってしまうのです。

心房細動があると、脳梗塞を高い確率で合併しやすいことが分かっています。脳梗塞では、心房細動がある人はない人に比べ、発症リスクが5倍、しかも致死率や寝たきりになる確率の高い、重い脳梗塞を起こす恐れが大きいことが分かっています。しかも、心房細動を要因として起こる脳梗塞は、前述のとおり心原性脳梗塞といって、脳の太い動脈を血栓が塞ぎ、その先の脳細胞を壊死させてしまうことから、命に関わる重篤な脳梗塞として知られています。

血栓は簡単にいえば血液が凝固したものです。心房細動があると、心臓内の血流が滞りやすくなると先ほど述べました。そうすると心臓内に血液の〝よどみ〟が出て、塊＝血栓ができやすくなるのです。これが脳へ向かう動脈に入り込んだときに、塞いでしまうと脳梗塞を起こしてしまうのです。脳に張り巡らされた細い血管なら、壊死の範囲も小さくてすみますが、動脈となると元栓が閉じられてしまうようなものですから、事態はたいへん深刻です。24時間以内に亡くなってしまう、いわゆる「突然死」の原因としても、心原性脳梗塞は非常に大きな割合を占めています。

なお、心原性脳梗塞はたった1回の発作で、亡くなったり寝たきりなどの重篤な後遺症が出たりする恐れが非常に大きい脳梗塞としても知られています。一般的に、心原性脳梗塞を起こした人の6割は介助が必要になるといわれており、寝たきりになることもあります。脳梗塞には、しびれやろれつが回らなくなるなどの症状が短時間出ていったんおさまるといった「予兆」を伴う場合もありますが（ＴＩＡ：コラム参照）、心原性脳梗塞のほとんどはそれがなく、いきなり起こるとされています。

Column

ＴＩＡは大きな発作の「前ぶれ」

脳梗塞は最近よく知られるようになってきましたが、一過性脳虚血発作はあまり聞きなれない言葉かもしれません。

一過性脳虚血発作は「ＴＩＡ」（Transient：一過性の、Ischemic：血流が乏しくなる、Attack：発作、の英語の略称）とも呼ばれています。脳の血流が一時的に悪くなることで、片側の手足が動かなくなったり、ろれつが回らなくなったりなどの症状が起こります（次ページ参照）。原因としては脳の動脈硬化や、心臓でできた血栓が脳の動脈に詰まることなどが挙げられます。

これらの症状の多くは数分から数十分、長くても24時間以内に完全に消えてしまいます。そのため、疲れのせいかな、などと放っておかれることが多いのです。ところが、一過性脳虚血発作を治療しないで放っておくと、3カ月以内に15～20％の方が脳梗塞を発症し、そのうち半数は一過性脳虚血発作を起こしてから数日以内（特に48時間以内が危ない）に脳梗塞になることが分かりました。

ＴＩＡの好発年代は、脳梗塞と同じく60代以降ですが、若い年代でも動脈硬化が進んでいると起こる可能性があります。

考え方によっては、致命的な脳梗塞を起こす前に「警告」が得られた、ということですから、この時点で速やかに治療をすれば、命を守ることにつながるでしょう。したがって、すぐおさまったからたいしたことはないだろう、などとは思わずに、すぐ脳卒中の専門病院（神経内科、脳神経外科、脳卒中科などのある病院）を受診することが重要になってきます。

TIA：脳卒中の前触れとなる11の危険信号

1. 片方の手足がしびれる、手足の先が冷える
2. 片方の手足から力が抜ける
3. 片足を引きずっていると言われる
4. わずかな段差や物につまずきやすい
5. ろれつが回らない
6. 言葉が出ない、理解できない
7. 片側の視野が欠ける
8. 物が二重に見える
9. めまいがする

10. ふらふらしてまっすぐ歩けない
11. 経験したことのない頭痛がある

③脳出血

脳出血は、脳の血管が破れて脳の中に出血し、その血液の塊が脳細胞を圧迫して壊してしまうことで、突然に頭痛、運動麻痺や言葉の障害、意識が悪くなるなどさまざまな症状が起こる疾患です。脳溢血と呼ばれることもあります。脳出血は厳密には「脳内出血」と「クモ膜下出血」の2種類に分けられますが、後者は項目を分けて後述しますので、ここでは脳出血＝脳内出血とします。

脳出血は、大脳の中のほうにある被殻に出血するタイプが最も多く、全体の約60％を占めます。以下、視床出血（約15％）、小脳出血（約10％）、脳幹部の橋の出血（約5～10％）と続きます。

症状は一般に、頭痛と嘔吐が発症時に起こるとされていますが、その他の症状は幅広く、程度もさまざまです。軽いしびれ感だけの場合から、一生手足の障害が残ってしまう場合、さらには命の危険につながることもあります。傾向として、被殻出血では出血した側と反対側の手足が麻痺し、感覚が鈍くなることが多く、重篤になると意識障害が起こります。

視床出血では感覚障害が強く出て、慢性化すると出血した側と反対側の手足に痛みが出たり、左右の眼の位置がずれたり、言葉が出なくなったりし、寝たきりや認知症になりやすいとされています。

小脳出血ではめまいや意識障害、橋出血では意識障害や呼吸障害、麻痺などが初発の段階から出やすく重症例が多いとされています。

なお、脳出血には、自覚症状がないものの脳機能を低下させるおそれがある微小出血もありますが、それについては第4章で触れることにします。

脳出血の大部分は、高血圧を原因とします。特に、割合の高い被殻出血は、高血圧によるものがほとんどです。血圧が高いまま放っておくと、脳の血管に負担がかかり続け、直径２００〜３００㎛程度の極めて細い動脈の壁が傷んでしまいます。これが破れてしまって血管の外、つまり脳の中に血液があふれ出てしまうと脳出血の状態になります。

１９６０年代は今ほど効果的な治療薬（降圧剤）がなかったため、脳出血で亡くなる方が大勢いらっしゃいました。しかし70年代以降、血圧治療の発達とともに減少傾向が続き、今は脳卒中のなかでも脳梗塞のほうが発症数で上回っています。

しかし、治療に結び付かなければ、昔であろうと今であろうと、高血圧になると脳出血のリスクが高くなることに変わりはありません。繰り返しになりますが、若い年代の方は、血圧が高めでも「どこも具合が悪くないし」と放置しがちです。発作を起こしてしまってからでは悔やんでも悔やみきれないでしょう。

また、そもそも日本人を含む東アジア人は、ほかの人種に比べて脳出血をより起こしやすいことが分かっています。日本人にとって脳出血は今でも、あなどれない存在といえるでしょう。

なお、脳出血のその他の原因として、脳血管の異常（動脈瘤、血管奇形、もやもや病など）や、脳腫瘍からの出血、血液の病気、肝臓の病気、重症感染症、また高齢者においては「脳アミロイドアンギオパチー」といって、アミロイドというタンパク質が脳血管にたまって起こる血管障害による脳出血などがありますが、それほど頻度が高いわけではありません。

やはり高血圧を制することが、脳出血を予防する最善策なのです。

Column

脳卒中の典型症状をあらわす「FAST」

もし脳出血を起こしてしまったら、どんな症状が出るのでしょうか。

半身（右手足または左手足）の麻痺や感覚の異常、意識状態の悪化、目の動きの異常、目の見えにくさ、言葉の異常、歩行障害、頭痛、めまい、嘔吐、痙攣、呼吸障害など多岐にわたりますが、これが起こると脳出血、と確実に判別できる症状はありません。脳出血以外の病気で起こる症状もたくさんあります。

それでは何が、脳卒中発作の決め手になるのでしょうか。ポイントは、症状の内容よりもむしろ「急に起こる」こと、といえます。また、顔や腕、言葉の症状に着目すると判断しやすいとされています。

顔（Face）、腕（Arms）、言葉（Speech）および Time（時間。急に起こること）の頭文字をとった「FAST」がまさかのときの判断基準に。このような症状があらわれたら、速やかに救急車を呼びましょう。なお、これは脳梗塞にも当てはまります。

Face：フェイス（顔）　笑っても顔の片側が下がっていたり口角が下がっている。

Arms：アーム（腕）　両手を挙げても片方の手が下がってきてしまう。
Speech：スピーチ（言葉）　ろれつが回らない。言葉が頭に入ってこない。
Time：タイム（時間）　これらの症状がどれか一つでもあれば、一刻を争います。

④クモ膜下出血

脳には大小たくさんの血管が張り巡らされていると話しましたが、実は主要な血管である脳動脈は脳とクモ膜の間に集中して走行しています。クモ膜は第2章で触れましたが、脳を守っている3つの層の一つであり、硬膜と軟膜の間にある膜です。もしその脳動脈が破れると、血液は脳とクモ膜の間に広がります。このスペースをクモ膜下腔といい、ここへの出血をクモ膜下出血といいます。

クモ膜下出血を起こすと、血液は短時間で脳の広範囲に及び、脳に強いダメージを与えます。昏睡状態になり突然死に至ってしまう恐れもあります。一般的に、発症すると約3割は1カ月以内にお亡くなりになり、命が助かっても1割前後の方は重い後遺症が残るとされています。

脳梗塞や脳出血に比べると、初発時（初回の発作時）の死亡率が高いのが特徴といえます。

クモ膜下出血の最も多い原因は、脳動脈の一部がふくらんで発生した、脳動脈瘤と呼ばれる瘤が裂けることで、実に全体の約85％が該当するとされています。ゴム風船をふくらませるとゴムの厚みが薄くなるのと同じようなもので、瘤もふくらんでいる分、血管壁が薄くなっており、破れやすいのです。

脳動脈瘤の大きさはさまざまで、わずか1～2㎜程度の瘤が脳ドックで見つかったという例もあれば、2・5㎝を超えるような「巨大動脈瘤」と呼ばれるものもあります。

また、経過もさまざまで、長期間そのままにしていても大きくならない動脈瘤もあれば、どんどん大きくなっていく場合もあり、今のところ画像検査をしてもそのタイプまでは判別が難しい、というのが実情です。

巨大動脈瘤が神経を圧迫すると、ものが見えにくくなったり、飲み込みにくくなったり、という症状があらわれる場合はあるものの、動脈瘤そのものは、破裂をしなければ致命的なダメージには至りません。しかし今は大丈夫でも、いつ大きくなって破裂するか分からないのでやっかいな存在です。医療機関では、巨大脳動脈瘤またはその一歩手前くらいの大きさの段階で、動脈瘤ができている血管をあえて塞ぎ、ほかにバイパスをつくるなどの処置を行う場合があります。

さてこの脳動脈瘤の発生と、その先にあり得るクモ膜下出血の、よく知られたリスク要因の一つが、高血圧です。おもに生活習慣とがん、循環器疾患、総死亡との関連を検討している日本の大規模な疫学研究にJACC Studyと呼ばれるものがあります。これによると、高血圧症（収縮期血圧が１４０㎜Hg以上もしくは拡張期血圧が90㎜Hg以上を高血圧症と定義）の人は正常血圧（収縮期血圧１４０㎜Hg未満かつ拡張期血圧90㎜Hg未満）の人と比較して、男性で２・97倍、女性で２・70倍、クモ膜下出血死亡のリスクが高いことが分かりました。血圧を十分下げておくことは、クモ膜下出血の予防に重要であると考えられます。

ちなみに、塩分の高い食事を好む人は、好まない人と比較して、男性で３・01倍、女性で２・34倍、クモ膜下出血の死亡リスクが高くなりました。

塩分の高い食習慣が高血圧の原因になることはよく知られていますが、JACC Studyでは被検者にアンケートをとった時点で、塩分の高い食事を好む人は好まない人よりも、すでに血圧が高い傾向にあることが分かりました。

これらのことから、塩分の高い食習慣は高血圧を進めてしまい、クモ膜下出血の死亡リスクを高めることにつながると考えられます。喫煙や飲酒、ストレスも、クモ膜下出血のリスク要因として知られていますが、特に高血圧はよく知られた因子となっています。

⑤認知症

脳血管疾患のほかに、高血圧が関係する脳疾患には認知症が挙げられます。家族や自分の名前も忘れてしまう、食事をしたことを覚えておらず日に何度も食べたがる、徘徊してしまう……、一般的に認知症と聞くと、このような病態がイメージされやすいかもしれません。「認知症は高齢者がかかる病気」と、縁遠い存在に思っている人もきっと多いことでしょう。

確かに今、血圧が高めだからといってすぐに、こうした症状を伴う認知症の発症を心配する必要はありません。しかし、将来的にこのようになってしまうリスクを、高血圧の人は年齢に関係なくもっています。もちろん、若い人でも、です。

認知症にはいくつかのタイプがありますが、高血圧が関係する認知症は大きく2つ。「血管性認知症」と「アルツハイマー型認知症」があります。

脳血管性認知症とは、今まで解説してきた動脈硬化を背景に、脳卒中などの脳血管疾患を発症後、神経細胞が損傷して起こる認知症で、記憶力や思考力が低下したり、感情のコントロールがしにくくなったりするなどの不都合が生じます。例えば今、血圧の上の数値（収縮期血圧）が１２０㎜Hg以上の場合、それ以下の正常範囲の人が中年期に血管性認知症の発症リスクを1とすると2・4～10倍にも跳ね上がってしまうという研究報告もあります。また、65歳未満で発症する認知症を「若年性認知症」といいますが、その原因としては血管性認知症が約40％を占め、最も多いといわれています。つまり若い皆さんにとってはあながち遠い存在とはいえないのが、血管性認知症なのです。

もう一つの「アルツハイマー型認知症」は、認知症のなかでも最も多いタイプで全体の6割ほどを占めるとされています。アルツハイマー型認知症の発症や進行のメカニズムは未解明の部分もまだありますが、なんらかの要因で神経細胞が繊維化（アミロイド化）し、機能をなさなくなってしまうために脳の働きが損なわれてしまうことが知られています。

近年の研究で、アルツハイマー型認知症の発症も血圧と関連していることが明らかとなってきています。特に中年期において、高血圧が要因となっているアルツハイマー型認知症患者は全体の約5％を占めているとの調査もあり、中年期の高血圧はアルツハイマー型認知症のおもな危険因子の一つであることが分かってきているのです。メカニズムは未解明なものの、血管障害による神経機能の低下の予防や、アミロイドβの代謝や排泄への影響などが考えられています。

中年といえば40～50代。30代前後の皆さんにとってすごく上の年代、というわけではありません。今の高血圧を放っておくと、まだまだ働き盛り、という年代でアルツハイマー型認知症を発症してしまう恐れがあるのです。

なお、認知症とは別に、高血圧になると脳の神経細胞がダメージを受けるなどで、思考などのパフォーマンスが低下しやすい状態になることも分かっています。それについては第4章で解説します。

血圧低下→疾患リスク低下の実績が、日本にあった！

脳卒中と血圧がどれほど密接な関係にあるかを示すデータが国内にあります。

今から60年ほど前、戦後の混乱がおさまり高度経済成長期にさしかからんとしていた１９６０年～70年代にかけて、国内の脳卒中による死亡率は現代の約7倍も高いものでした。この頃は世界のなかでも日本は脳卒中の発症数が多いことで知られていました。しかし70年代半ばから90年代にかけて死亡数は急降下のカーブを描いています。この時代に何があったのでしょうか。

もちろん、医学の進歩により、救命率が高くなったということもいえるのですが、実はこの間、日本人の塩分摂取量の多さが医学会でも問題視され、減塩の啓発が積極的になされたことや、降圧剤の開発が進むなど「血圧対策」が重点的に行われたことがとても大きいのです。１９６０年代と２０１０年代を比較すると、男女とも収縮期血圧の平均値が10～20㎜Hg下がっています。脳卒中の発症自体も、特に血圧の影響を受けやすい脳出血の被殻出血は、20年で３分の１程度にまで減っています。

このように「血圧を制すれば命に関わる脳卒中を回避できる」ことは、歴史のなかで証明されています。ただし当時、啓発の柱となっていたのは減塩。確かに塩分の摂り過ぎがよくないことは周知の事実であり、今も変わることはありませんが、現代社会においてはストレスや運動不足なども併せて、留意する必要があります。また、塩分摂取量が減ってきたとはいえ、世界のなかでは日本はいまだ、高塩分摂取国であることに変わりはありません。私はむしろ、今の時代、気をつけるべきは若年層、と考えます。

というのも、詳しくは第5章に譲りますが、若い人が特によく利用するコンビニや外食では「味の濃いもの」や「塩辛くはないが味の調整のためなどで塩分が多く含まれているもの」も多いからです。若い世代は漬物や味噌汁こそ、昔の人ほど食べていないかもしれませんが、スナック菓子やできあいのお惣菜で知らず知らずのうちに、塩分の摂り過ぎになっている恐れがある、ということです。

血圧を下げることによる疾病リスク低減効果がこれだけ明白にあらわれているのですから、自分は若いから関係ない、ではなく、今から血圧を気に掛けていてほしい、と強く思います。

第4章

高血圧の影響は仕事にも⁉
血圧のコントロール不良は
脳のパフォーマンスを低下させる

信じられない勘違い、ど忘れ、思考停止……これも高血圧のせい？

ＩＴ関連企業に勤務のＡさん（34歳）。あるシステム開発のプロジェクトに携わり、完成間近のある日、テスト用のデータを削除しようとしてうっかり、こともあろうに本番データにアクセスし、削除してしまいました。画面には何度も、本当に削除してよいかの確認メッセージが表示されたのに、Ａさんはテストデータと思い込んでいたのでろくに見ず、実行。その直後、間違いに気づき真っ青になりました。

幸い、バックアップデータが残っていたものの、それが本番データとして問題なく稼働するかをいちから確認する必要があったため、余計な時間とパワーを要することに。プロジェクトメンバーに迷惑をかけ、上司からも厳しくしかられてしまいました。

建設会社の営業職Ｂさん（29歳）。取引先へ出向いた際、廊下で「久しぶりです、元気ですか？」と声を掛けられました。

笑顔で応じたものの、相手の名前がどうしても思い出せません。結局、当たり障りのない受け答えに終始し、逃げるようにその場を辞してしまいました。相手も特に用件があったわけではなさそうだったのが幸いでしたが、営業職たるもの、人の名前と顔を覚えているのは当たり前、まして大事な取引先の人のことを思い出せないなんて……と、しばらく落ち込んでしまいました。

コンサルタント業のCさん（34歳）。ここのところ複数のプロジェクトに関わり、多忙な日々を送っています。会議も多く、活発な意見交換が求められるものの、最近、ふいに自分にふられると、頭の中が真っ白になってしまい、言葉に詰まることもよくあり、悩んでいます。それだけならまだしも、今、どの案件の話し合いだったっけ、と、そもそも会議の目的や内容が頭に入っていないこともあって自己嫌悪に。会議で自分の意見をしっかり言えなければ、クライアントの満足がいくコンサルなどとても無理、と周囲からはみなされてしまいます。「あいつは仕事ができない」と思われているのではないか、とCさんは焦っています。

自分でも信じられないミスをしてしまった……そんな、いつまで経っても後悔の念にとらわれてしまうような失敗談をもっている人はいませんか？ あとで見事リカバリーをして、武勇伝になるくらいならいいのですが、普段から、ちょこちょことした「うっかり」や「思い込み」「勘違い」が続いている人だと、「どうも任せておけない」と日頃から不安視され、何か目立つ失敗をしようものなら、一気に周囲の信頼を失ってしまう、そんな事態にもなりかねません。

ケアレスミスは誰にでもあることです。でも、どうも最近増えてきた、これも歳のせいかな、などと気になるようなら要注意。もしかしたら「高血圧」のせいかもしれないからです。


そもそも脳は、第2章でも話したとおり、情報量が増えれば増えるほど神経回路が密に張り巡らされていきますが、その回路をスムーズに、電気信号化された情報が伝わっていかなければ、思考や記憶といった脳機能は十分に発揮できません。情報という荷物はあるのに、道が渋滞しているようなものだからです。確かに神経細胞の数自体は、加齢とともに減っていきますし、その減り方に個人差があるのは当然ですが、一般的に30歳前後で加齢以外の理由がなく急減することはまずありません。もし物忘れが気になったり、以前はすらすら言えたことが口から出てこなくなったり、できていたことがおぼつかなくなったり、なんてことが出てきたら、それはむしろ神経細胞の数ではなく、「回路」のほうに問題ある可能性が高いと思われます。

そこに絡んでくるのが高血圧です。

血圧が高くなると、脳梗塞や脳出血といった、命に関わる病気のリスクが高くなることは第3章で話したとおりですが、それだけではありません。

命を脅かすには至らずとも、高血圧により血管に微細な異常が生じ、それが悪さをしている可能性があるのです。血管に〝がた〟がきているために、神経回路の情報伝達スピードが遅くなり、記憶や思考といったパフォーマンスを下げてしまう恐れがある、ということです。

・何度も会っている人の名前が出てこない
・慣れているはずのルーチン業務や申請などの手順を度忘れしてしまう
・会議で自分の意見をうまく話せなかったり、レポート等の文書作成時にいい文言が出てこなかったりしててこずる
・複数の業務を受け持つと抜けが出てしまったり、ダブルブッキングなど予定の調整に失敗したりする

ほんの一例ですが、思い当たることはないでしょうか？

もちろん、考えがまとまらなかったり、注意が向かなかったりすることが、高血圧のせいとは限りません。体調が悪かったり、ほかのことで頭がいっぱいだったり、精神的に不安定だったり、と、ケアレスミスを引き起こす要因はいくらでもあります。また、人には得手不得手がありますから、これらがもともと苦手、という人もいるでしょう。

問題なのは、以前は難なくできていたことができなくなってきた、といった変化が急にあらわれてきた場合です。30歳前後の若い年代では、加齢でそう目に見えて変化するということは考えにくいものです。その場では歳のせい、などとやり過ごされ、笑い話にされがちな失敗談

も、実は笑ってすませていい問題ではないかもしれません。〝サイレントキラー〟高血圧の悪さが疑われるからです。

　裏返せば、少なくとも今、血圧が高めだと自覚している人は、下げることで脳機能がよくなる可能性があります。どうも自分は仕事の能率が良くない、と思っている高血圧の人がこの本を読んでくださったなら、それはラッキーというべきでしょう。特に、収縮期血圧が１２０㎜Hg以上の人は今からでも、第５章を参考に、血圧を下げる取り組みをすすめます。若い年代で高血圧と分かっていながらそれを放置してしまうと、中高年になったときに血圧はもっと高くなっていて、脳の働きもどんどん悪くなってしまうことが懸念されるからです。

　人生１００年ともいわれる時代、第２、第３の人生をこれから歩もう、というときに、若いときからの高血圧の「つけ」が回ってきて、楽しみが奪われ、場合によっては自立した生活も困難になってしまう……それはあまりに残念なことです。

　逆に、血圧コントロールをして、脳へダメージが及ぶリスクを少なくできれば、今からでも脳機能の低下を抑え、仕事のパフォーマンスを今以上に引き上げることだって可能なのです。

　仕事の能力は、脳機能だけで決まるものではないと考えます。それまで培ってきた経験、人脈、努力、そして粘り強さや明るさといった気質も関係するでしょう。脳機能はあくまで能力を決める要素の一つ、という見方をするほうが妥当だと思います。

例えばもともと忘れっぽくても、それを補ってあまりあるほどの魅力があれば、職場で重宝されるという話はいくらでもあります。本人も物忘れをそのままにせず、忘れないようにする工夫、努力をしていればなおさらでしょう。

ただそうであっても、脳機能を低下させないことは、仕事のみならず日常生活全般においてメリットが大きいことに変わりはありません。今から血圧を気に掛けることで将来にわたり安心が得られるなら、そこに〝投資〟する価値は非常に大きいと思います。

知らない間に脳卒中を起こしている!?

それでは高血圧になると、脳血管にどのような変化が生じて機能低下に陥ってしまうのでしょうか。実は、高血圧によって起こり得るのは、第3章で述べた脳梗塞、脳出血、クモ膜下出血といった深刻な症状を起こす発作だけではありません。脳に張り巡らされた細い血管のあちらこちらを傷つけ、出血を起こしたり、血流を途絶えさせたりしてしまうのです。

ただしこれらの多くは、起こったとしても脳梗塞のように麻痺が出たり、頭痛が起きたり、といった顕著な症状が出ません。そのため、たまたま受けた脳ドック等での画像検査で初めて知った、というケースがほとんどです。しかし、微小であっても出血や梗塞であることに変わりはありません。つまり、高血圧は「知らない間に脳卒中」を起こすこともある、ということです。そして、これらを起こすもとになる血管のダメージは、自覚症状がないことから「無症候性の脳血管病変」とも呼ばれています。

こうした無症候性の脳血管病変は、命に直接関わらないものの、脳のパフォーマンスに悪影響をもたらす恐れがあります。先ほど例に挙げた「物忘れ」や「頭の回転が鈍くなったような気がする」などが、脳血管の破れや詰まりによるものかもしれない、ということです。

しかし、これらの症状はあくまで主観的で、感じ方には個人差があります。まさか脳血管のせいとは思わず、疲れのせいとか歳のせい、とやり過ごしてしまう人も多いでしょう。物忘れといっても、病的なほど急に著しくあらわれるわけでもありませんし、機能低下が見られないケースもたくさんあります。出血や梗塞の範囲が大きければ、その先の脳細胞も広範囲に壊死してしまいますが、無症候性の脳血管病変による出血や梗塞は微小なので、脳細胞が壊死したとしてもわずかであり、ほかの脳細胞や神経ネットワークで機能をリカバーすることが可能なのです。

しかし、前項でのデータから示唆されるように、長年放置しておくことで、20年、30年先、健康な人よりも早く認知症の症状が訪れたり、運動機能が低下したりして日常生活に制限が出やすいと考えられます。

そんな、将来へのありがたくない布石となってしまう無症候性の脳血管病変が引き起こす疾患は大きく「大脳白質病変」「微小出血」「ラクナ梗塞」の３つがあります。これらをまとめて「脳小血管病」ともいいます。なお、第３章で解説した脳梗塞、脳出血、クモ膜下出血はこれに対し「脳大血管病」と呼ばれます。

①大脳白質病変

大脳の表面には、神経細胞が集まっており灰白質と呼ばれています。その灰白質の奥にあり、神経細胞の連絡路となっているのが白質です。第２章で神経の構造を紹介しましたが、ここにはそのうち情報の出力部分といえる軸索や、情報伝達を助ける役割をもつ髄鞘が、大量に存在しています。

高血圧の状態が長く続くと、白質に張り巡らされた脳の細い動脈がダメージを受け、動脈硬化をきたします。血液を通す血管の収縮がうまくいかなくなり、血管の水分が外へ染み出ていきます。それがＭＲＩなどの画像検査では、白いもやっとした斑点としてうつり、これを大脳白質病変と呼んでいます。脳血管の血流不足で起こることから、脳の虚血性変化とも呼ばれています。血流が悪くなれば、脳細胞は酸素不足に陥ってしまいます。その結果、髄鞘の密度が低くなり、すかすかになってきてしまう場合もあります。脳をスムーズに機能させるための、情報伝達経路が脆弱になってしまうというわけです。

図表15　大脳白質病変のグレード

グレード0	なし
グレード1	直径3mm未満の点状病変または拡大血管周囲腔
グレード2	3mm以上の斑状で散在性の皮質下〜深部白質の病変
グレード3	境界不鮮明な融合傾向を示す皮質下〜深部白質の病変
グレード4	融合して白質の大部分に広く分布する病変

大脳白質病変は、軽度であれば画像上、白い斑点としてうつりますが、進んだ状態になると、その白い領域が広がり、ぼやっとして見えます。こうした白質の変化は、加齢による自然な老化でも起こりますが、高血圧があると若い年代であっても変化してしまうことが分かっています。

大脳白質病変はその程度により、グレード1〜4に分類されます（図表15）。グレード1で白い斑点が小さな点状のうちはまず問題ありませんが、グレード2以上で斑点が大きくなり、ほかの斑点とつながり出すと、脳梗塞のリスクが高まります。また、認知機能も低下しやすいといわれています。

②微小出血

微小出血とは、脳に1cm未満の出血が起きている状態を指します。症状が出ないので「無症候性微小脳出血」、俗に「かくれ脳出血」と呼ばれることもあります。ごく細い血管が破れて出血し、自然に止血しますので出血量はごく少量。それ自体が脳に直接、悪影響をもたらすことはまずありません。しかし、出血が起こるということは、それだけ血管がもろくなっているサインともいえます。つまり今は特段、怖くなくても、将来、大きな脳出血を起こす可能性が高いといえるのです。かくれ脳出血のある人は、ない人と比べて将来的に、脳卒中を起こすリスクが約25倍も高くなる、との研究報告もあります。

こうした微小脳出血は、健康な50歳以下の人では5％以下ともいわれ、まれな病態といえますが、高血圧や高血糖の人では起こりやすくなります。将来の大きな脳出血につながりやすいことを考えれば、30歳前後で血圧が高めの人は、用心すべきでしょう。後述する脳ドックを受けて現状を把握しておくことが望ましいといえます。

③ラクナ梗塞

ラクナ梗塞の「ラクナ」とは、ラテン語で「小さなくぼみ」という意味です。

脳の深い場所には、太い血管から枝分かれした穿通枝（せんつうし）と呼ばれる細い血管が通っています。ラクナ梗塞は、この穿通枝が詰まり、その先に血液が行き届かなくなる状態を指します。

ラクナ梗塞によって、穿通枝の先にある脳細胞が壊死する範囲は15㎜未満とされています。ダメージを受ける部分が小さいので、これといった症状があらわれないことも多々あります。そのため、「無症候性脳梗塞」とも呼ばれています。

症状がないと、梗塞が起こったことも気づきません。あとで画像検査を受ける機会があったときに、実は梗塞を起こしていて脳細胞が壊死していることが分かった、というケースもよくあります。ただし、症状がなかったからといって、安心はできません。細い血管が梗塞を起こしたということは、将来的には太い血管の梗塞や出血が起こり本格的な脳卒中にかかるリスクが高いといえるからです。そうなると後遺症として、血管性認知症になるリスクも高くなります。

このラクナ梗塞を引き起こす原因として、注目されているのが高血圧です。高血圧が長期間続くと、穿通枝の末端で動脈硬化が進行し、ラクナ梗塞を発症しやすくなるからです。Ⅱ型糖尿病の人の３～６割に、慢性腎臓病の人の４割に、ラクナ梗塞が起こっていたとの報告もあります。

なお、ラクナ梗塞のすべてが無症候性とは限りません。細い血管であっても広範囲だったりすれば、アテローム性脳梗塞と同じように、半身に力が入らなくなったり、しびれたり、しゃべりにくさが出ることもあることを付け加えておきます。

将来、認知症になるリスクも高くなる

無症候性ながらも、神経回路の情報伝達スピードが遅くなり、記憶や思考といったパフォー

マンスを下げてしまう恐れがある脳小血管病。しかし、怖いのはそれだけではありません。その状態を放置することで、本格的な認知症へと進展してしまうリスクも高くなることが分かってきているのです。例えば、大脳白質病変が進んだ状態になると、認知機能障害の一つであるパーキンソニズムと呼ばれる運動障害が起こりやすくなります。これについては後述します。ラクナ梗塞も、将来大きな脳梗塞を起こした場合の後遺症として出る血管性認知症とは別に、梗塞が多発している場合にも、認知症の症状が現れることがあります。梗塞＝麻痺やしびれ、とは限りません。物忘れが頻繁に起こっておかしいな、と思い脳神経科で検査したら、脳の複数カ所にラクナ梗塞が見つかった、というケースもあるのです。

繰り返しになりますが、これらは皆高血圧が大きなリスク要因ですので、いかに若いうちから高血圧にならない努力をすることが大事か、分かっていただけるかと思います。

若い世代の高血圧は、目先の脳機能の低下だけでなく、将来にわたる記憶力の低下や認知症への進展が心配される、ということです。

高血圧と認知症の関係を示す研究は国内外にあります。米国の研究で、高血圧のある中高年では、記憶障害や認知障害が増える傾向にあるという報告があります。これは脳卒中の既往歴のない45歳以上の中高年、約20万人を対象にした研究で、収縮期血圧１４０㎜Hg／拡張期血圧90㎜Hg以上であるか、高血圧の治療を受けている人を高血圧群とし、そうでない群の両方に、同じ記憶テストを行ったというものです。その結果、拡張期血圧が10㎜Hg上がるごとに、記憶障害の割合が7％高くなった、ということが明らかになりました。

このことから、拡張期血圧が高い状態であると、脳の細動脈がダメージを受けやすくなると研究者らは指摘しています。

国内の研究では、久山町研究で高血圧と認知症との関係を調べたものがあります。中年期では高血圧であるほど、アルツハイマー型認知症のリスクが高くなりますし、血管性認知症ではもっと顕著に、最大10倍にもなることが明らかになっています。

認知症で最も多いアルツハイマー型認知症の患者は、65歳以上の高齢者が大半ですが、実は若いうちからそのリスクは蓄積され始めているというわけです。

アルツハイマー型認知症の原因はいまだ解明されていないものの、アミロイドβ（β）と呼ばれる、脳でつくられる異常なタンパク質が関係しているといわれています。

アミロイドβは昨今、テレビの健康番組などのメディアで取り上げられることが増えてきているので、名前を見聞きしたことがある人も多いのではないかと思います。そのアミロイドβは、高齢になって急に増え始めるものではないらしいことが分かってきています。なんと、アルツハイマー型認知症を発症する25年も前から蓄積が始まっているとの説もあります。これを当てはめると、65歳で発症した場合、関連物質と考えられているアミロイドβは40歳からつくられ始めていることになります。40歳といえばまだまだ働き盛り。30歳前後の方から見てもそう年代が上というわけでもありません。

高血圧でアルツハイマー型認知症が多いという研究データから、高血圧がアミロイドβの生成になんらかの関わりをもっていると考えられます。

ひとたびできたアミロイドβを減らす方法はまだ確立されていません。そのため、いかに増やさないかがカギとなります。テレビの健康番組や雑誌等では盛んに、アミロイドβを増やさず認知症にかからない方法といった内容が散見されますが、最も有効な方法の一つは間違いなく、「高血圧を改善、予防すること」である、というのが私の持論です。

一方、血管性認知症はベースに脳梗塞や脳出血があり、それらの大きな発作がきっかけで起こる認知症です。繰り返しになりますが30歳前後でのこうした発作の発症はほとんどありませんが、発症の要因となる動脈硬化や、引き金となる高血圧は若い年代も始まっている可能性があり、中高年になったときの発作リスクを高めてしまいます。

いずれも、今は若いから心配ない、とはいえません。裏を返せば、今から血圧に注意していれば認知症リスクを下げられる、ということです。

運動機能の低下も

高血圧を要因とする脳血管の損傷でもたらされるのは、認知機能の低下だけではありません。脳が担っている運動機能にも、悪影響が及ぶ恐れがあります。その典型的な症状が「脳血管性パーキンソン症候群」と呼ばれるものです。パーキンソン病という病名を見聞きしたことのある人は比較的多いのではないでしょうか。

パーキンソン病は、中脳の黒質という部分にある神経がなんらかの原因で変性してしまう病気で、おもに歩行などの動作が鈍く、ぎこちなくなる症状があらわれることで知られています。パーキンソン病がなぜ起こるか、その原因はいまだにはっきりしていません。

しかし一方で、原因が分かっていてパーキンソン病と似た症状が出るケースがあります。例えば、外傷によるもの、薬剤の副作用によるもの、脳腫瘍、正常圧水頭症、あるいは内科的な別の病気によるものなどです。これらは原因が分かっているので、その原因をとりのぞけば軽快します。それが、原因不明のパーキンソン病と違う部分です。

パーキンソン病も含め、パーキンソン病に特徴的な症状が出る病態を総称して、「パーキンソン症候群」といいます。そして、原因の分かっているパーキンソン症候群のうち、脳血管の損傷により起こるものを「脳血管性パーキンソン症候群」といいます。

脳血管性パーキンソン症候群は、おもにラクナ梗塞が多発し、視床から大脳皮質への神経伝達経路が断たれることで生じると考えられています。

症状は歩き方に顕著に出て、小刻みに歩いたり、足がスムーズに前に出なかったりするほか、姿勢の傾きも見られたりします。

診療の場では、70歳前後の方に多く見られるのですが、いつごろから?とお尋ねするとご本人は「ついこの間」などと、あたかも急に異常があらわれたようにおっしゃるケースが目立ちます。しかしそれは、症状の進み方が遅く、知らないうちに少しずつ悪化しているためで、実際に同席のご家族に同じことを尋ねると、「2、3カ月前……いや半年前くらいからちょっと動きがおかしかった」とおっしゃることが多いです。

30歳前後の若い世代で、脳血管性パーキンソン症候群になることはまず、ありませんが、高血圧を放置していると中年期以降になってから、発症のリスクが高まることが考えられます。

裏返せば、この病気は若いうちからの血圧の管理がしっかりできていれば回避できる、ということです。命に関わる重篤な脳血管疾患だけでなく、こうした運動機能に支障をきたす病気に対しても、血圧を下げることが大きな予防効果をあげるのです。

将来、寝たきりにならないために

こうした運動機能低下は確実に、将来の自立した生活の妨げとなります。私たちが毎日のようにルーチンで行っている、洗顔や歯磨き、着替え、トイレといった日常的な動作は生活日常動作（ＡＤＬ）と呼ばれています。健康であれば特段なにも考えずとも、自然に体が動いてしまうかのようにできてしまう習慣化された動作ですが、運動機能が落ちてしまったらそうはいきません。若い世代でも、例えば足をねんざして歩くのに不自由したり、肩を強打して腕が上がらなくなったり、という経験が一度くらいはあるのではないでしょうか。指先をちょっと怪我しただけでも、普段ならどうということのない動作がしにくくなったりするものです。

今、日本では高齢化に伴い、ＡＤＬの低下がいわゆる「健康寿命」を縮める要因として問題視されています。健康寿命は第１章でも出てきましたが、簡単にいえば介護や介助を必要とせずに暮らせる年齢であり、男女とも平均寿命より10年ほど短いという統計があります。ＡＤＬは認知症などで判断力が鈍ったり見当識に異常を生じたりすることでも低下しますし、認知症がなくても、立ち歩き、自力での移動がしにくくなれば落ちてしまいます。

脳血管の損傷は両方に影響を及ぼすことが、ここまで読んでくださった方にはお分かりいた

図表16　介護が必要となった主な原因

（平成25年　国民生活基礎調査 より引用）

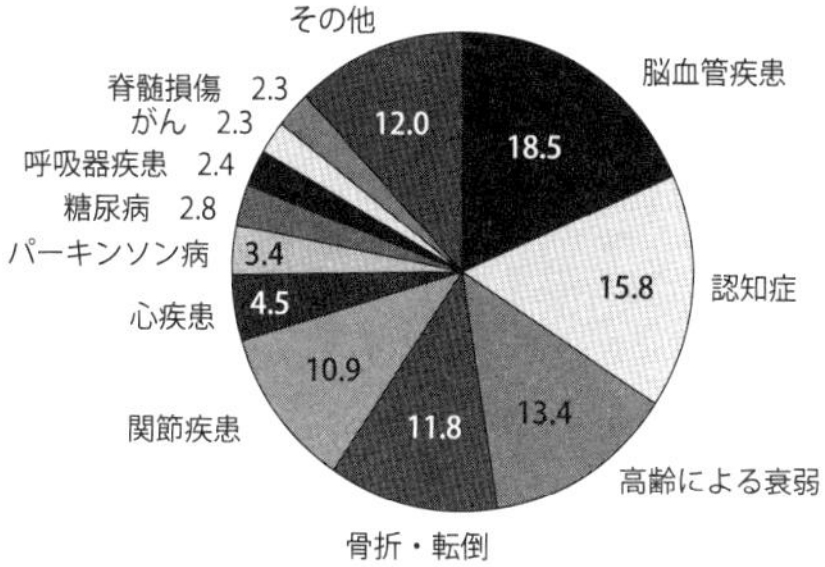

（単位：%）

だけるでしょう。その大きな要因として、高血圧が挙げられるのはいうまでもありません。

久山町研究と並び、国内の大規模なコホート研究に「NIPPON DATA」というものがあります。これは日本人の健康寿命や生活習慣病に影響を与える要因を明らかにすることを目指し、平成30年度厚生労働行政推進調査事業費補助金（循環器疾患・糖尿病等生活習慣病対策総合研究事業）による指定研究として行われているものです。すでにいくつもの研究結果が論文化されていますが、そのなかに、血圧とＡＤＬ低下との関連を調べた研究があります。

47～59歳の中壮年期を対象にした調査で、高血圧になるほどＡＤＬ低下のリスクが高まること、特に収縮期血圧が１６０㎜Hg以上、もしくは降圧薬の治療中である高血圧群では、リスクが正常血圧群より3倍近くにもなることが明らかになりました。この研究では、19年間の追跡を行っています。あくまで推察ですが、30代前後の若い世代で今すでに前高血圧（収縮期血圧１２０～１３０㎜Hg以上）の人がいたとして、そのまま放置していたとすれば、中壮年期には高血圧群に入ってしまうことが懸念されます。そうなると、そこからさらに20年も経てば、ＡＤＬの低下により身の回りのことが自分でできなくなる可能性が高まる、と考えられます。

　このように高血圧は、脳血管疾患の大きな発作だけでなく認知症や、運動機能の低下を招くことから、要介護になる原因の大半と関わっていることが分かります（図表16）。高血圧を予防することは、健康寿命の延伸と、介護に関わる家族などの周囲の人の負担を減らすという両面でたいへん意義のあることだと考えます。

第5章

絶対に早死にしたくない！
突然死を防ぐ血圧コントロール術

まずは現実を知ろう

本章では日常生活のなかで、血圧を下げるのに役立つさまざまな工夫を紹介していきます。というのも、高血圧のほとんどは、日常生活の見直しで改善が可能だからです。第2章でも述べたとおり、若い方の高血圧のなかには二次性高血圧といって、疾患が原因のタイプもありますが、それ以外のいわゆる本態性高血圧なら、若い方であれば特に薬いらず、病院いらずといってもいいくらいです。

ただしこれを何年も放っておいてしまうと、話は変わってきます。慢性的な高血圧となり、その値自体も高くなってしまったら、薬に頼らざるを得なくなってきます。それでも、薬だけで下がるというものではありません。日常生活上、さらに厳しい食事制限などが出てきてしまう場合もあります。高血圧を放っておいた挙句、医療費はかかるわ、食事制限は厳しくなるわ、ではあまりにも損だと思いませんか？　手をうつなら今のうちからが吉。若いときから血圧をコントロールできるようになれば、年を重ねてから余分な医療費を払わずにすみますし、食事制限などで不自由な思いもしなくてすみます。そのためにも、まずは自分の血圧がどのくらいのものかを知っておくことが大切です。私の願いとしては、血圧の値にかかわらず、すべての若い人に、これから話す食生活や運動を実践してもらえたら、というのはあります。そうすれば生涯、脳を健やかに保ち危険な病気の心配もゼロでいられる可能性が高くなるからです。

　しかしだからといって、自分の血圧のベースラインをよく知らないままでいてはやる気も起こりにくいでしょう。ダイエットにしても、ただばくぜんとやせたい、とか筋肉をつけたい、と思って取り組むのと、今の体重や体脂肪、筋肉量を知ってから目標を立てて取り組むのとでは、モチベーションが違ってくるはずです。

「血圧は、職場の健康診断で測るくらいしか機会がない」。大多数の人はそうだと思います。そして、大多数の人が「そのときの数値を覚えていない」のではないかと思います。ましてや、１年前、２年前、それより前……と健診ごとの数値の推移を把握している人となると激レアさんではないでしょうか。そしてそのような自己管理ができている人はきっと、血圧も良好に保たれている……と推察します。ということは、激レアさんではない大部分の方は、今はたまたま、血圧に問題はないかもしれませんが、将来もそのままでいられる保証はありません。まして１２０㎜Hgを超えていたら、すでに病気の芽をもっているようなもの。その芽が育ってしまわないうちにつみとっておく必要があります。

　ぜひ、「健康診断の結果をきちんと見て、血圧の数値を把握すること」を実践してください。健康診断は数少ない、自分の血圧を知る機会となります。ただし、健康診断時に測る血圧は、本来のその人の血圧よりも若干高めの値になることがあります。これは第２章で触れた白衣高血圧の一つに分類されます。特に人前で緊張しやすい人は誤差が大きくなってしまうかもしれません。

腕時計タイプの計測器の登場で、身近になった血圧測定

近年は家庭用血圧計も普及してきましたし、腕時計型デバイス（スマートウォッチなど）が登場して、健康意識の高い人はウェアラブルで血圧をはじめ脈拍や体温をいつでも測れるようになってきました。私もこうしたデバイスを活用して、毎日測ることを推奨します。「血圧計なんて、高齢の人が使うイメージ」と今一つ興味がわかない人でも、スマートウォッチだったら抵抗なく利用できるのではないでしょうか。私の知り合いの間でも流行っていて、医療関係者であるなしにかかわらず、装着している人が大勢います。機能はメーカーによりいろいろですが、標準装備としては、血圧、心拍数、血中酸素、睡眠の深さなど。そしてスマホと連動して記録を残せるというのも、このデバイスの長所といえるでしょう。

血圧に関しては、手首で心拍数と血流をセンサーが察知し、そこから血圧を算出するという仕組みが主流で、医療機関で測定するときのような上腕での計測に比べると精度において確立

されているとはいえないのですが、十分に自身の健康管理に役立てられるクオリティーであると思います。医療機器ではありませんが、今、特に基礎疾患がない健康な人にとっての、血圧モニタリングとしては十分に機能するものだと思います（なお、２０２０年現在、一般の血圧計と同じ方式で測定し、医療機器認証を受けたウォッチも登場しています）。

ただし、日中に測ると多少高値になりますので、そのときたまたま１２０㎜Hgを超えたからといっても、あまり心配することはないと思います。朝の安静時に測ってみて、やはり同じように高値であれば高血圧が疑われます（次ページのコラム参照）。

高齢者だと動脈硬化が進んでいたり、脂質異常や高血糖を合併していることもあるので、高値が続いた場合、医療機関で（正確な）検査を受けるほうがよいかもしれませんが、若い人の場合は、まず自分のおおまかなベースラインを知ることが大事であり、それにはこうしたウェアラブルのデバイスはオシャレでもあるし、いいのではないかと思います。

自分が通常１００㎜Hgなのか、１２０㎜Hgなのか、１４０㎜Hgにもなっているのか、で、その後の対策が違ってきます。安静時に上の血圧（収縮期血圧）が１２０㎜Hg以上だったら、次から述べる生活習慣の改善策に取り組んでみましょう。高血圧の大多数を占める本態性高血圧は、生活習慣を見直すことが第一の改善策です。高血圧症、と診断がついてしまうような高齢の患者さんにも、まずは生活指導から治療がスタートします。ただ薬を出すだけ、ということはまずありません。

ただし、１４０㎜Hgを超えていたとしたら、疾患が隠れていたり、投薬による降圧治療が適応になるかもしれないので、一度内科を受診してください。

Column

血圧測定は朝晩をマストに

スマートウォッチの場合は一日中装着していることが多いので、測る時間はまちまちになりがちですが、本来は一日2回、朝晩決まったタイミングで測るのが望ましいとされます。血圧はちょっとしたことで簡単に変動してしまいます。測定するときの状況が異なっていると、毎日測っても比較がしにくく、高血圧の兆しを見逃してしまう可能性があるからです。

朝は起きてから1時間以内に、トイレをすませて落ち着いたら朝食を摂る前に測りましょう。夜は就寝前、寝る準備が整いあとは布団に入るだけというタイミングがベストです。なお、入浴後に測る場合は30分以上経ってからが望ましいでしょう。

スマートウォッチでも、朝晩をマストにして記録し、あとは気になったときに測ってみるようにするのがよいと思います。

なお、日本高血圧学会で推奨されているのは、上腕式（腕にバンドを巻き圧迫して測る）の血圧計です。この場合も、一日2回、朝晩測ることが勧められています。

高血圧の治療は生活習慣の見直しが不可欠

高血圧は代表的な生活習慣病の一つであり、忠実に生活習慣が反映される鏡のような病態だと私はとらえています。先ほども述べたとおり、生活習慣を見直し改善することで実際に血圧を下げる効果は証明されています。血圧を下げるための生活改善項目の柱は食事、運動、ストレスマネジメント（自律神経）、アルコール、禁煙です。

①【食事】日本人はもともと塩分過剰

高血圧の原因として特に問題となるのが塩分です。第2章でも触れましたが、食塩が過剰になると、血液の浸透圧を一定に保つために血液中の水分が増え、体内を巡る血液量も増加します。当然、心臓から送り出される血液量も増えますので、こうした状態が長く続くと血管壁にかかる抵抗が増して、血圧が高くなってしまうのです。

「和食はあっさり、洋食はこってり」とのイメージから、「えっ、洋食のほうが、塩分が高いんじゃないの？」と思われるかもしれませんが、それは誤解。欧米先進国での塩分摂取量平均は一日9g前半程度といわれているのに対し、日本は一日約11g。世界有数の高塩分摂取国なのです。そのため、国際的な塩分摂取ガイドラインでは、一日6g未満と示されていますが、日本の高血圧学会では一日7g未満と、やや高めの設定になっています。日本人にとって、一日6g未満はかなり厳しいハードルになってしまうからです。とはいっても、すでに高血圧症やその合併症である腎臓病などで治療を受けている人は、高血圧治療ガイドラインに基づき、6g／日を目標にした食事指導がなされていますし、健康な人であっても、塩分摂取量は少ないにこしたことはありません。

また、食塩感受性高血圧遺伝子といって、摂った塩分を尿に排出せずに、体の中にため込みやすい体質の遺伝子をもつ人が、日本人には多いことが分かっています。

若い世代の方は、これから何十年と自分の体と付き合っていくわけですから、さまざまな合併症を引き起こすもとになる高血圧になってしまうのは正直、人生にとって不利といえます。今のうちからできる、最優先課題が減塩なのです。

また、近年では体内の塩分（ナトリウム）をスムーズに排出する食事法「ＤＡＳＨ食」も注目されています。入るほうを抑えつつ、出るほうを促す、のいわば〝両刀使い〟で、効率のよい血圧コントロールを目指すのが、現代の食事療法のコンセプトとなっています。詳しくは後述します。

②【運動】適度な運動には降圧効果が

体を動かすことは健康にいい――そんなことは誰でも分かっていると、思わず言い返したくなるくらいよく知られていることですが、こと高血圧に対して、運動することのメリットは絶大といえます。

というのも、運動することで「血圧の調整に働くさまざまなホルモンその他の降圧物質（ドーパミンプロスタグランディンＥやタウリンなど）」「利尿作用による水分（＝血液量）調整」「心拍出量（心臓から送り出される血液量）の低下」「血管拡張による血管壁への抵抗減」など、いくつもの血圧を下げるメカニズムが働くからです。

Column

運動の降圧効果は薬に匹敵!?

２０１９年のロンドン大学の研究で、高血圧患者に対しては、運動と降圧薬の降圧効果は同程度である、という報告があります。これは、世界中で今まで行われてきた、高血圧に対する運動と降圧薬、それぞれの効果について検討した論文を集め、解析したもので、高血圧患者を対象に比較したところ、運動と薬の降圧効果はほぼ同程度であることが分かったというものです。特に収縮期血圧１４０㎜Hgを超えるほど、運動の有効性が高いことが分かりました。ただし、すでに投薬治療を受けている患者さんが、薬をやめて運動だけに切り替えるほうがよい、との確証までは得られていません。

こうした研究結果を見ても、若い年代で収縮期血圧１２０㎜Hgを少し超えた程度の人にとっては、運動はなによりの、血圧を下げる〝処方箋〟になるのでは、と考えられます。

さらに、運動でエネルギーを消費することは肥満解消や予防にもなります。肥満していると血液を体のすみずみまで行き渡らせるために心臓が強い圧力で送り出さなければならず血圧上昇の要因になりますから、それを防ぐ点でも運動は貢献する、というわけです。もし血糖値が高めであれば、その改善にもつながります。

また、運動をしたあとに気分がスッキリしたり、心地よくなったりするのは、適度な運動をすると自律神経が整い、副交感神経が優位になるため、といわれています。これも血圧を下げる方向に働きます。

こうしてみると、運動すれば一石五鳥、六鳥にもなると思いませんか？　ただし、運動と名がつけばなんでもやみくもにやればいい、というものでもありません。どんな運動が血圧コントロールに有用なのかについては後述します。

③【ストレスマネジメント】副交感神経が優位に立つと血圧は下がる

緊張する場面ではドキドキして顔が赤くなり、汗びっしょりに。逆にのんびり、ぼーっとしているときには脈や呼吸もゆっくりになります。私たちは経験的に、心と体の状態はリンクしていることを知っています。この、心と体が相互に影響しあう橋渡しとなっているのが自律神経です。血流や血圧、体温の維持、消化や排せつなどの、生命活動のすべてに関わる機能を調節し、活動と休息をコントロールしている神経です。

　自律神経は脳の中枢神経からの命令で動いています。外部からなんらかの刺激が入ったとき、脳にその情報が伝わると、身を守るにはどうしたらよいか判断し、中枢神経から体に指令を出す役割を担っています。例えば急に寒くなったとき、脳は血流を増やし、体をあたためなさいと自律神経に命令します。それを受けて自律神経はこれ以上体温が奪われないよう、血管を拡げ、血流を促すのです。

　自律神経は、緊張や興奮をつかさどる「交感神経」と、弛緩やリラックスをつかさどる「副交感神経」の2つから成り立っています。交感神経はおもに活動しているときに働き、副交感神経はおもに休息しているときに働きます（図表17）。

・交感神経：活動時に優位に立つ神経

　活発になると、体は緊張し、「興奮モード」に。血管が収縮し、心拍数・血圧ともに上昇。

　車に例えればアクセルにあたります。

・副交感神経：休息時に優位に立つ神経

　活発になると、体は「リラックスモード」に。血管が拡張し、心拍数・血圧ともに下降。

　車に例えればブレーキにあたります。

図表17　交感神経と副交感神経

交感神経		副交感神経
速くなる	心拍	遅くなる
上昇する	血圧	低下する
拡大する	瞳孔	縮小する
動きが鈍く	腸管	活発に動く
増える	発汗	減る
緊張する	筋肉	弛緩する

交感神経が優位な状態になると血管が収縮し、血圧が上がります。心拍数も増えて、体温が上がります。副交感神経が優位に立つと、血管が拡がって血圧が低下し、心拍数は低下します。体温も下がって呼吸が遅くなり、筋肉もゆるんで眠りにつくにはうってつけの状態に。

交感神経と副交感神経は、どちらか一方ばかりが強くても、うまくいきません。アクセルを踏み続ければ事故のもとになりますし、ブレーキをかけてばかりいたら一向に前へ進まないのと同じです。どちらもバランスよく作動させることで、心身をつかさどる各機能が安定した状態になるよう、コントロールされています。

血圧に関していえば、例えば怒りや緊張によるストレスを受けて交感神経が優位になると血圧は一時的に上昇しますが、時間が経って怒りがおさまってくると、副交感神経が活発になりバランスをとろうとするため、血圧も普段の数値に下がってきます。この変化自体は問題ではありません。ところが、イライラが長期間、解消されずにいるなどで、交感神経が常に優位に立っているような状態が続くと、血圧も高いままになりがちです。それが、慢性的な高血圧に発展してしまうこともあるのです。

よって、過剰なストレスを上手に解消して、リラックスを心掛け、副交感神経を優位に立たせることは血圧コントロールにとても重要なのです。

④【アルコール】〝毎晩、深酒〟が危ない

飲酒習慣があり、量が多いと、血圧が高くなる傾向があります。その詳しいメカニズムは分かっていないものの、先に挙げた交感神経が飲酒によって活発になりやすいことや、血圧を上げるよう作用するホルモン分泌が、飲酒によって促進されることなどがいわれています。

血圧が高めの人で、普段飲み過ぎることが多い人は、酒量を減らすだけで血圧が下がることを示した研究があります。この研究では12週にわたり、前半6週、後半6週に分けて、前半は普段どおり、後半は減酒したグループと、前半に減酒、後半は普段どおりに戻したグループの両方を観察した結果、いずれのグループも減酒した1～2週間後に血圧の低下が見られた、というものです※。

ここで「量が多い」「飲み過ぎ」と出てきましたが、どのくらいが目安になるのでしょう。これはエタノール換算で、男性では1日に10～30g、女性では1日に10～20gといわれていま

す。ちなみに、20～30gは、アルコール度数にもよりますが、日本酒でいえば１・５合、ビール大瓶１本、ウイスキーシングル１杯、焼酎半合程度に相当します。

※Puddey IB et al. Regular alcohol use raises blood pressure in treated hypertensive subjects: A randomised controlled trial. THE LANCET. 1987; 329(8534): 647-651.

⑤【禁煙】電子タバコもよくない

タバコに含まれるニコチンは血管を収縮させる作用があるため、喫煙は高血圧を進めてしまうことが考えられます。タバコを１本吸うと、即座に血圧が20㎜Hg程度も高くなるともいわれています。また、高血圧の人に喫煙習慣があると、動脈硬化を進め脳卒中のリスクを高めることになります。

日本高血圧学会では高血圧治療に携わる医療関係者に向け、２０１７年の学会総会において「新禁煙宣言」を発表し、積極的に禁煙を推進すべきとの方針を明らかにしています。

なお、電子タバコの体への影響はまだ評価が定まっておらず、替えたからといって血圧上昇を抑える効果が期待できるとはいえません。ＷＨＯ（世界保健機関）からは２０１９年、新型タバコの使用も健康に悪影響をもたらす可能性があり、あらゆる形態のタバコ製品は有害と考えられ、規制の対象とすべきとの見解が出されています。血圧のことを考えるのなら、電子タバコも含め禁煙するのが賢明です。

それでは、ここから項目ごとに、より具体的な生活習慣のポイントをご紹介します。

■食事編■

普段、どのくらい塩分を摂っている？

今、特に病気をしていなければ、普段の食事でどれだけ塩分を摂っているかなど、さして気に留めていない人がほとんどなのではないでしょうか。

例えば深酒をして塩辛いおつまみもたくさん食べてしまった翌朝、明らかに顔がむくんでいるのを見たときに後悔するとか、やたらにのどが渇いたときに「さっきスナック菓子を食べ過ぎたせいかも」と思うとか、そういうことがなければ塩分過多を気にしないものかもしれません。加えて、味覚は子どもの頃からの長きにわたる食習慣で定着していきますので、人と比べて自分が塩辛いものを好んで食べているとしても、なかなか気づきにくいものです。

「ふるさとの味」「おふくろの味」という言葉があらわすとおり、味覚には個人差がありますので、少しの塩分でも塩辛く感じる人もいれば、はたから見てもそんなに？と驚くほど塩やしょうゆをかけて食べる人もいて、さまざまです。でも、もし血圧のことが気になって、将来の健康のために高血圧を予防しようとするならば、おおよその塩分量は知っておくほうがいいでしょう。

一般的に、よく食べられている食事に含まれる塩分の一覧（目安）は、以下の書籍、サイトなどを参考にしてください。

・日本食品標準成分表２０１５年版（七訂）
・食品成分データベース
・日本高血圧学会「減塩食品リスト」

いかがでしょうか。ラーメンの汁まで飲むと、それだけで一日の目安量（７g）の８〜９割摂ってしまうなど、日本人がいかに塩分を多く摂っているかがここからも、見えてきます。ただ、裏を返せば、「いかにも塩分の多いもの」を控えるようにすれば、大きな減塩効果が得られるともいえます。腎臓病など日々の食事でかなり厳しい減塩が求められるケースでは細かい計算をしなければならないこともありますが、将来の健康のための減塩なら、あまり気にし過ぎるとかえってストレスになって、それも血圧にはいいとはいえません。そこで私から提案したいのは、３大塩分過多食といってもいい「汁物」「漬物・佃煮」「加工品」の見直しです。もしこれらが日常の食卓に頻繁に登場していたら、その人はおそらく、いつも一日の目安量を軽く超えていると考えられるからです。

まずはこれらに含まれる塩分を無理なく減らす対策を紹介します。

麺類の汁は残す

ラーメンやうどんは汁まで飲み干さないと食べた気がしない、という人も多いかと思いますが、前項でも話したとおり、減塩にとっては大敵です。そもそも麺類は、麺自体にも塩分がかなり含まれています。中華麺では一食につき5〜9g、うどんや蕎麦も3〜8gともいわれており、これだけで一日の目安量を超えてしまいかねません。まして汁まで飲んでしまうと……塩分の多さは推して知るべし、です。脂肪分が溶け込んで口当たりよくおいしいものですが、減塩するならぐっとガマン。カロリーカットにもなりますので肥満が気になる人も控えるほうがよいでしょう。

定食の漬物を残す

漬物や佃煮といったいわゆる塩蔵品はさしずめ「塩の宝庫」。ご飯のお供に欠かせない、という人もいるかもしれませんが、仕出し弁当の端に添えてあるような、ほんの一口、二口の漬物でも、含まれている塩分は推定5g以上となり、相当な量です。

しかし人間、いけないと思いつつも目の前に出されると食べてしまうものです。外食時に、残すのがしのびないと思ったら、お店の人にリクエストできるようなら最初から漬物や佃煮はいらない、と伝えるのもよいでしょう。

丼ものよりもアラカルトを

多忙なビジネスパーソンにとって、外食時の定番といってもいいのが丼もの。注文してから出てくるのも早いし、ご飯と一緒に食べられるので時短になるのも人気のポイントといえますが、こと塩分になるとかなりのイエローゾーン。というのも、丼ものは味が単調になりがちなので、食べているうちに舌の感覚が慣れてしまい、濃い味を求めたくなってしまうからです。裏返すと、あまり薄味だと食べ飽きてしまいやすいということです。

確かに濃いめの味付けのほうが、ご飯は進みます。皆さんも経験的によく分かるでしょう。丼ものはそもそも、ご飯の量が多めなので、完食するには上にのるおかずもしっかりした味付けであることが多いのです。その結果、塩分は高めに。かつ丼、親子丼、焼き肉丼……ちょっと想像するだけでもタレやつゆ、ソースがしっかりからんでいるほうが、見た目にも食欲をそそりそうです。

しかし、血圧のことを考えると良い選択とはいえません。定食やアラカルトで注文するほうが食べるときに塩分調節しやすいといえるでしょう。例えば同じ焼肉でも、焼き肉定食にするほうが、タレを少し除けたりしやすく、減塩しやすいと考えます。

なお丼ものは、ちらしずしなどいくつか例外はあるものの、上にのる具の種類が少なく、栄養バランスも偏りがちです。いろんな種類のおかずをちょっとずつ味わい楽しむのが、健康志向のメニューと考えます。

練りもの、加工肉は高塩分

いわゆる加工品のなかでも、先に挙げた漬物や佃煮、また塩鮭や干物といった塩蔵品に塩分が多いことは誰でも見当がつくことでしょう。しかし、「それほど塩辛くないのに」と思うような食品にも、意外と多量の塩分が含まれているものがあり、盲点になりがちです。

例えば練りもの。ちくわやさつま揚げ、かまぼこなどは食卓によくのぼる代表格だと思います。おでんの具としてもおなじみの練りものは、煮込むと汁もより濃くおいしく感じられるものです。これはただ汁が煮詰まっただけではなく、練りものの塩分が汁の味付けになっていることが考えられます。

おでんに限らず単品で、さっとあぶりしょうゆをかけて、なんて食べ方もよくあることです。しかしそれでは塩分の上乗せに。体に良いとはいえません。ハムやソーセージといった加工肉もおしなべて高塩分です。練りものにも同じことがいえますが、加工食品は食材の旨みやコク、舌触りなどを強めるために、塩を加えてあることが多いのです。

加工食品といえば、金時豆やみりん干しといった甘めのものにも、保存性の向上だけでなく、その甘さを引き立たせる隠し味として、塩が加えられていることが多々あります。

あれも、これもと気にし過ぎると食べる楽しみがそがれてしまいかねませんが、加工食品は塩分が多い、ということだけは頭のすみにおいておき、食べ過ぎないようにしましょう。

食塩含有量とナトリウムの換算

さて、加工品をはじめ市販の食品のパッケージには栄養成分表がのっていますが、それをじっくり見たことはありますか？　近年はダイエットブーム、糖質制限ブームなどもあり、買う前に結構気にしている、という人も多いかもしれません。

塩分については、かつてはナトリウムの表示しかありませんでしたが、２０１５年に食塩相当量の表示の義務化が決定してから順次、切り替えが行われました。

ナトリウム表示の場合、

食塩相当量（g）＝ナトリウム（㎎）×2・54（2・5でも可）÷1000

の換算式で、塩分量（g）が分かります。

今はスマホにも、ナトリウム量から食塩相当量を換算したり、摂った塩分の記録をしたりできるアプリが出ているようです。そうしたものを活用して、一日に摂った塩分量を〝見える化〟するのも減塩の助けになるでしょう。

味覚に頼らず、客観的に測りたい人には塩分計を

もし、普段の食事にどのくらいの塩分が含まれているかを、より正確に〝見える化〟したい人や、すでに高血圧気味になっていて、本腰を入れて減塩に取り組みたい人は、塩分計を活用するのも一案です。今のところ汁物などの液体を対象とするものがほとんどですが、複数のメーカから出ています。

ただし気をつけたいのは、ほとんどの塩分計の場合、得られるのは食品の塩分濃度であり、実際に自分が摂った塩分ではない、という点です。当然のことながら、いくら目の前の食事が高塩分であっても、食べなければ食塩摂取量はゼロですから、実際には、自分が食べた量と塩分濃度から計算をする必要があります。液体なので、食べる量はccであらわされます。

量（cc）×濃度（％）÷100＝塩分摂取量（g）の計算式で求めることができます。

利用者からは、自分では薄味、と思い込んでいても、測ってみたら濃度が高かったことが分かり、自分の舌はあてにならないなあと思い知った、という声も。自分の味覚が客観的には濃い味好みなのか、そうでないのか、確かめる意味でも、使ってみる価値があるかもしれません。

味覚は変わる！

味覚は、その人の食習慣をつくり、食べたい欲求をコントロールするアンテナのようなものだと私は思っています。濃い味付けのものが好き、ということは、濃い味でないと物足らない、の裏返しでもあります。毎日のように食べていれば、おいしい＝濃い味、と脳が覚えてしまい、味覚も濃い味でなければおいしいと感じなくなってしまう、というのが私の考えです。さらに悪いことには、濃い味に慣れてしまうと味覚が鈍くなってしまい、味付けがどんどん濃くなってしまうことにもなりかねない、と危惧しています。濃い味は総じて高塩分ですから、これでは塩をたくさん使ってください、というようなもの。高血圧へとまっしぐらです。

塩分のコントロールは、味覚のコントロールでもある、と私は考えます。先に話したとおり、味噌汁や漬物などの塩辛いものや、丼ものを控える、というのは確かに重要ですし、直接減塩につながりますが、もし、濃い味好みのままでいたら、本当は食べたいのを我慢し続けることになり、精神衛生上、あまり良いとはいえません。味覚をコントロールして、塩辛いものが欲しくなるようにすれば、濃い味付けの料理を口にしなくてもストレスになりませんので、ラクに減塩できます。

「でも、自分は子どもの頃から濃い味が好きだったし、今さら薄味好みになんか変わりっこない」とあきらめている人はいませんか？　実はそれは大きな誤解。あくまで一般論ですが、人の味覚は1週間〜10日程度で変わるといわれているのです。つまり、塩辛くて濃い味が好きな人でも、10日前後、薄味の食事を続ければ、濃い味好みに偏っていた味覚がリセットする、といわれているのです。

理想としては、少しずつ薄味の味付けにしていって、いつのまにか「薄味でも満足」という状態になることではあります。最初は味気ない、と思っても、だんだん慣れてくるもの。はなから無理、と決めつけず、次のような工夫も参考にして、チャレンジしてみましょう。

調味料は「一口食べてから」を習慣づけて

濃い味付けが好きな人は、食べる前に味見もせずしょうゆやソース、塩こしょうをかけるクセがありませんか？　私の周囲を見わたすと、どうもそのような印象を受けます。調味料の追加は必要最小限にとどめる——これは減塩の鉄則ともいえるでしょう。なにしろ、追加すればした分だけ、塩分を余計に摂ることになるのは明らかなのですから。まして外食のとき、食べる前に調味料をかけるのは、店にとっても気分の良いものではありません。せめて一口食べてから、が礼儀にかなっているでしょう。

食べ始めれば調味料を追加せずとも食が進む、ということはよくあります。食べる前にかけてしまうのは、無意識のうちに身についてしまった〝儀式〟のようなものであるともいえるでしょう。

もう一度いいます。しょうゆなどの塩分を含む調味料は、かけないにこしたことはありません。まず一口食べてから、を心掛けましょう。

なお、調味料のなかでも、ケチャップやマヨネーズは比較的低塩なので、味付けは変わってしまいますがしょうゆやソースに代えて使えば減塩にはなります。しかし、これらは一方で、糖分や脂肪分の摂り過ぎが心配に。やはり調味料は何であっても、最小限を心掛けるのが肝要と私は考えます。

また、家庭で料理する際には、減塩しょうゆや減塩味噌を積極利用するのも良いでしょう。商品ラベルに「減塩」と目立つように記載されており、そうでない商品と見分けがつきやすいようになっています。

近年はラインナップも増え、減塩食品を集めたコーナーが設けられている店も増えてきたように思います。ただし、商品ラベルに「うす口」と表示のあるしょうゆは、色が薄かったり口当たりがさっぱりしていたりしても、塩分はしっかり入っているものが多いので注意が必要です。

「かける」よりも「つける」

スナック菓子の王道、ポテトチップス。1袋（約90ｇ）食べると相当塩分を摂りそう、と思われるかもしれませんが、実はさほどでもなく、多くの商品で約1g前後となっています。実は、ポテトチップスを食べたときのあの塩味は、「表面についたもの」。極端な表現ですが、中にまで浸透していないので、味の割には塩分量が抑えられているのです。

さらに、油を使っている分コクがあり、それもおいしく感じさせてくれるというわけです。

どの食材にもいえますが、調味料を上からさーっと回しかけしてしまうと、量はおのずと増えてしまいます。例えば、海鮮丼があったとして、上からしょうゆを具全体にかけてしまうと、下のご飯にまで染み込んでしまい、食べ終わる頃にはどんぶりの底にしょうゆがたまってしまい、ご飯もしょっぱくなってしまった、なんてことはないでしょうか。そうせずに、一切れひときれ、食べるたびにしょうゆをつけるようにすれば、かけるよりは余分なしょうゆを使わずにすみます。かけるよりは「つける」ほうがだんぜん、量を減らすことができるのです。

メリハリをつける

前項で、調味料は「かける」より「つける」が減塩に有効といいましたが、もし「つける」

に慣れてきたらアドバンス編としておすすめなのが「最初の一口だけつける」ことです。脳は意外と単純なもので、最初の一口で味を感じられれば、あとは薄味であっても脳は最初の塩味を覚えているため、「ちゃんと塩味がついたものを食べた」と満足するのです。塩味に限らず、食事において、「最初の一口」はとても重要だと思っています。その一口がまずかったら箸は進まないでしょうし、食事の時間自体が、楽しいものではなくなってしまいます。

一方、お腹が空いているときに、最初の一口がとてもおいしかったら、これにまさるごちそうはないでしょう。決して大げさではなく、幸せな気分になれると思うのです。それだけでなく、そのおいしさはしっかり、脳に記憶されます。塩味の話に戻せば、たとえ二口目以降が薄味であっても、最初の一口が濃いめだったら、脳をうまく「だます」ことができて、物足りなさをそう感じずに食事を終えることができるのです。

メリハリのつけ方としてはほかに、おかずを数品並べたときに、一品だけ普段どおり、残りを薄味にする、という手もあります。おかずが全部薄味だとおいしく感じられずご飯も進まないかもしれませんが、どれか一品、しっかりした味がついていれば、満足感が得られやすいということです。これらは外食では難しいと思いますが、家で調理する際のワザとして、ぜひやってみてください。

しょうゆスプレーの活用

最初の一口でメリハリをつけるのにお役立ちなのが「しょうゆスプレー」です。メーカーや店によって商品名はさまざまだと思いますが、しょうゆを吹き付けることができる小さなボトル容器で、減塩にもなり経済的、と、今やキッチンの便利ツールとしてちょっとした人気者になっているようです。しょうゆを小皿にとったとき、どの程度の量になるかを気にする人はあまりいないでしょう。例えばスーパーの寿司や刺身についてくるしょうゆの小袋には約５cc入っています。

それに対し、しょうゆスプレーでひと吹きした量はだいたい０・１cc。単純計算で50分の１ということになります。

たった０・１ccで味なんて分かるの？と疑う人もいると思いますが、実際にやってみると意外としっかり味がついています。長い目で見ればかなりの減塩効果が期待できるでしょう。

ドレッシングを少量ですませる方法

野菜からは血圧を調整するミネラルであるカリウムや、食物繊維を摂ることができるので、積極的に食べるのが吉ですが、サラダにするとドレッシングをたっぷり使ってしまう、という人も多いのではないでしょうか。そうすると塩分も多くなりがちです。こちらも、先ほどの丼ものと同じように、上から回しかけてしまうと、皿の底のほうにドレッシングがたまってしまう、なんてことがよくあります。かといって、野菜そのものは淡泊な味なので、調味料がなにもないと食が進みにくいのも確か。そうなると、どの料理にもいえることではありますが、いかに少しの量の調味料で満足感が得られるか、が思案のしどころです。

サラダの場合は、「和える」がポイントに。大きなボウルに切った野菜を入れてから、ドレッシングをかけ、よくまぜるようにするのです。そうすることで、野菜全体にドレッシングがいきわたりやすくなり、少量でもおいしく食べられるようになります。もちろんこのとき、どぼどぼと大量にかけては意味がありません。野菜の量によりますが、例えば両手の平いっぱい分なら、小さじ1～2杯程度でも十分、味がつくという人も多くいます。

外食時につけあわせのサラダが出てきたときにも、少量かけてまぜるようにするか、別の小皿に調味料を入れてつけながら食べるようにすれば、回しかけて食べるよりも減塩効果が期待できます。

香辛料を使って味にメリハリを

若い世代を中心に人気のエスニック料理。激辛ブームといったものも日本の食事シーンではたびたび起こり、今では一つの食のジャンルとして定着した感もあります。こうしたメニューに欠かせないのが香辛料です。唐辛子や山椒、わさび、カレー粉など、ぴりりと味のアクセントになるものが多くあります。特に濃い味を好む人はこうした「舌への刺激」を好む傾向にあるようですので、相性が良いといえるでしょう。

刺激があると、「塩分が高いのでは？」と思われがちですが、実は誤解。香辛料の辛さは塩由来ではないので、塩分が過剰になることはありません。唐辛子が多めに入った料理を食べると、汗が出てきたり顔が熱くなったりすることもあるので、いかにも血圧を高くするようなイメージをもっている人もいることと思いますが、香辛料には直接、血圧を上げる働きはありません。むしろ、血圧を気にする人ほど、香辛料の活用をおすすめします。つまり、塩分を抑える一方、香辛料の辛さで味わいを補えば、薄味で物足らない思いをせず、無理のない減塩ができると考えるからです。

ただし、昨今はさまざまな、香辛料を加えた調味料も登場しており、それらのなかには塩分が含まれていますので注意が必要です。例えば韓国料理に必須ともいえるコチュジャン、中華の定番である豆板醤は辛さが売りであるものの、家庭料理向けの市販品は高塩分です。

また、カレー粉もスーパーで手に入るもののなかには塩分で味を調整しているものがありますので、商品ラベルで確認することが望まれます。

薬味、ハーブ、香味野菜を利用

香辛料と同様に、減塩に活用したいのがハーブや薬味です。ハーブや薬味の、少しクセのある風味は舌への刺激となるので、脳が「濃い味のものを食べた」と錯覚しやすいと思います。例えば、ステーキや魚のムニエルにレモンとハーブ、とか、鶏肉のグリルにわさび、といったように、です。

さらに工夫するなら、最初の一口分だけこうしたハーブや薬味を多めに使えば、風味が強い分、脳への味の記憶が残りやすいので、残りはもっと薄味にしても、そう物足りなさを感じずにすむと思います。

また、パセリやみつ葉、大葉、みょうが、木の芽といった香味野菜も、メインとなる食材に風味を添え、薄味をカバーします。薄味＝味気ない、ではなく、薄味だからこそさまざまな風味づけやトッピングを楽しめる、と、マインドチェンジできたらしめたものです。

旨味を上手に使う

突然ですが、味覚には具体的にどんなものがあるか、すらすら言えますか？「甘味」「苦味」「酸味」「塩味」……ここまでは誰でも簡単に出てくるのでは、と思いますが、もう一つ、基本の味覚があります。それが「旨味」です。

日本の食卓では、昆布や鰹節、干し椎茸といった、いわゆる出汁の旨味が身近だと思います。ただ、私たちは普段の食事で出汁だけを飲む、という機会はめったにありません。たいていそこに塩やしょうゆ、味噌が入り、すまし汁だったり味噌汁だったりといった一品になるという認識です。実際、出汁だけを飲んでも「おいしくはあるけれど、食事として摂るのには、これだけでは物足らない」というのが大半の感想なのでは、とも思います。しかし、考えようによっては、そう思うこと自体が「濃い味に慣らされている」結果ともいえないでしょうか。

出汁を単体で、調味料として使うのは無理があっても、例えばしょうゆに足す「出汁割しょうゆ」にするなどで、塩分を低く抑えることは可能です。作り方は簡単。昆布や鰹節などの自然の食材からとった出汁を、しょうゆに適量加えるだけです。市販の顆粒だしやだしパックの中には、化学調味料として塩分が含まれていることも多いので、できるだけ自然の食材を使うか、商品パッケージを確認して塩分の含まれていないものを選ぶとよいでしょう。

最初のうちは、いつもより薄味と思うかもしれませんが、旨味が味わいをカバーするのでそれほど味気なさを感じずにすむと思いますし、続けるほどに、出汁の旨味がおいしく感じられるようになってきて、しょうゆの量が減ることも期待できます。そうすれば減塩効果も大きくなります。舌を薄味に慣れさせることが、無理のない減塩のポイントですが、出汁割しょうゆはその有効な方法としておすすめです。

酸味は体に良いだけでなく減塩にも役立つ

味覚の一つである「酸味」も、実は減塩にたいへん役立ちます。酸味の代表格といえば「酢」。米酢、穀物酢、ワインビネガーなどいろいろな種類の酢があります。野菜の酢のものや酢豚など、酸味を効かせて調理すると、味付けに塩を使わずにすむか、使ってもごく少量ですみます。酢以外にも、レモンやすだち、かぼすなどの柑橘系の搾り汁も風味が良いものです。

ここまでをまとめ、減塩に向いている調味料を列挙すると次のようになります。

〈減塩に向いている調味料〉

・薬味：わさび、しょうが、にんにく、ねぎ、みょうが、からしなど
・スパイス：カレー粉（塩分の入っていないもの）、こしょう、唐辛子など
・ハーブ：バジル、ローズマリー、ナツメグ、ミント、パセリなど
・旨味：出汁（塩分の入っていないもの）
・酸味：穀物酢、米酢、果実酢、ワインビネガー、レモン汁、かぼす、すだちなど

香ばしさとコクもおいしさに一役

味覚には分類されないものの、おいしいと感じるときに陰の立役者になっていることが多いのが「香ばしさ」です。ナッツや種、また食材をさっとあぶったり焼いたりしたときにできる、うっすらした焦げなどは食欲をそそります。カリッとした食感も含め、食事の満足感を上げてくれるでしょう。

また、クリーム煮などでは牛乳やバター等の「コク」がしっかりあれば、塩味が薄いとしてもおいしく食べられるものです。

ナッツ類も含め、食べ過ぎると今度は脂肪の摂り過ぎにつながりかねず、それも健康にとって良いとはいえませんが、上手に利用して塩味に頼らないおいしさを出すことは十分に可能です。

食材そのものの味を楽しむ

新鮮な魚や野菜などは、その食材自体がおいしいので、濃い味付けをしてしまうのはもったいないと思います。旬のものや、鮮度の高いものを使うなど、良い食材選びも、減塩につながるのではないでしょうか。例えば肉と一口にいっても、鶏肉には鶏肉の、豚肉には豚肉のそれぞれ違った味わいがあります。お刺身にも同じことがいえるでしょう。よく、ツウは刺身にほんの少しの塩やしょうゆしかつけない、といいますが、確かに魚本来の味をよく知っていて、味わいたいゆえそのような食べ方になるのだろうな、と思いますし、たっぷりのしょうゆに浸してしまうよりもおいしそうです。しかも塩分は控えめ。血圧にとってもやさしい食べ方といえます。

一方、煮込み料理は、野菜や魚、肉といった食材そのものから旨味が出ます。その味わいを楽しめるようになれば、塩やしょうゆといった調味料が少なくてもおいしく食べられるようになります。そうしたことが無理なくできるようになれば、薄味でも十分においしく、食事が楽しめるのではないかと思うのです。

なお、おいしいかそうでないかは、温度も大いに左右すると思います。例えば、しゅうまいや天ぷらは冷えてから食べたのでは風味もないうえに、衣などが硬くなって食感も悪くなってしまいます。一方、冷ややっこやそうめんなどは、冷えていないとおいしく感じられません。減塩目的でなくても、熱いものは熱く、冷たいものは冷たくして食べる、というのがおいしい食事の基本。これを守るようにするだけでも、余計な調味料を使わずに、食材本来の味をよく味わうことができると思います。

カリウムを意識して摂る

さて、ここで血圧をコントロールするのに意識して摂りたいミネラル、カリウムの話をしておきたいと思います。

カリウムとナトリウムは、どちらも私たちの体に欠かせない大切なミネラルです。簡単にいうとカリウムは細胞の中に多く存在し、ナトリウムは細胞の外に多く含まれています。細胞が正常に働く、つまり栄養を取り入れエネルギーを生み出し老廃物を出すためには、両者が一定の濃度に保たれている必要があります。ところが塩分を摂りすぎると、このバランスが崩れ、細胞の中にもナトリウムがたくさん入り込んできます。これについてはすでに紹介しましたが、ここでもう一度おさらいします。

細胞は、浸透圧を一定に保つためにナトリウム濃度を下げようとして、水を引き込んできます。全身でこれが起こるわけですから水分代謝は悪化し、腎臓や心臓に負担がかかります。それに血管の壁を作っている細胞に注目すれば血管壁が膨れ上がり血液の通り道が狭くなります。その結果血管に圧力がかかって血圧が上昇するというわけです。しかしこのときにカリウムを十分に摂っていれば、細胞内にカリウムが入り込み外からの余分なナトリウムを排除します。追い出されたナトリウムは尿として排泄されるため細胞が水ぶくれ状態になることはなく、血圧の上昇も防げるのです。こうしたことから、高血圧を予防するにはカリウムを十分に摂ることが大切です。

野菜の効用

カリウムを多く含む食品といえば、野菜がよく知られています。トマト、カリフラワー、キャベツなどが代表的です。今はスーパーやコンビニでも手軽にカット野菜が手に入るようになりましたので、時間がない働き盛り世代でも取り入れやすいと思います。量の目安は、厚生労働省で推奨しているのは両手いっぱい分の量を1日3回なのですが、普段、野菜を摂る習慣がついていない人は現実的にはなかなか難しいのではと感じています。そこで、まずは1日に両手いっぱい分を、と私は患者さんにアドバイスしています。大切なのはできるだけ毎日摂ることであり、量に圧倒されて面倒になり食べなくなってしまうよりは、量を減らしてでも毎日続けるほうが健康には良いと考えているからです。

なお、キャベツや根野菜などは、加熱するとかさが減るので量をたくさん食べやすくなります。野菜である程度満腹感が得られれば、ダイエット効果も期待できますし、近年はベジ・ファーストなどともいわれ、血糖値の急上昇を防ぐのにもよいといわれていますので、野菜は食事の最初に食べることをお勧めしています。

また、カリウムは果物や海藻類などにも含まれます。果物ではバナナに特に多いことが知られています。

家で味噌汁やシチューなどのスープを作るときには、できるだけ野菜などで具だくさんにして「食べるスープ」にするなど、カリウムを豊富に含む野菜や、食物繊維の多い海藻類、キノコ類などを汁物などの食事メニューに積極的に取り入れることは減塩や、高血圧対策には理想の食習慣といえるでしょう。

DASH食

血圧コントロールに有用な食事法として、DASH（ダッシュ）食と呼ばれるものがあります。これは「Dietary Approaches to Stop Hypertension」の頭文字をとったもので、直訳するとハイパーテンション、つまり高血圧をストップする食事法、という意味です。もともとは米国で、高血圧改善のために推奨されていた食事法です。同国ではDASH食を2カ月続けたところ、最高血圧が平均して11・4㎜Hgも下がったとの臨床試験での報告があります。このDASH食については日本高血圧学会「高血圧治療ガイドライン2019」にも掲載されており、血圧コントロールのための食事療法の一つとして、医療機関でも患者さんへの食事指導などで利用されています。

概要としては、塩分と炭水化物を抑えて、カリウム、カルシウム、マグネシウムの3つのミネラルと食物繊維をたっぷりと摂ることを柱としています。この3つのミネラルは、ナトリウムを排出する働きがあるためです。つまり、減塩は体内に塩分を入れないようにする対策ですが、DASH食は、減塩に加えて、体内の塩分の排出を促すことを考慮した食事法なのです。

このうちカリウムについては先述のとおりですが、それではほかのカルシウムとマグネシウムにはどのような働きがあるかを簡単に説明します。

カルシウムは、骨や歯などの成分としてよく知られています。カルシウムが不足すると、生体の調節機構が働き、これら骨や歯などからカルシウムが溶かされ、血中に放出されることが分かっています。血中のカルシウム濃度が高くなると血管壁が収縮するため、血圧が上がってしまうのです。したがって、カルシウムを補給することで骨や歯からのカルシウムの流出ならびに、それによる血管の収縮を抑え、血圧が上がらないようにしよう、というのがDASH食の目的であります。

もう一つのマグネシウムですが、これには細胞内からナトリウムを排出し、カリウムを取り入れつつ調節する働きがあります。また、動脈を広げて血圧を下げる働きもあるとされています。

塩分やカロリーを控えてこれらのミネラルを多く摂るには、いかに効率よく摂るかが重要です。3つのミネラルを多く含む食品は、大豆や大豆製品、乳製品、バナナ、アボカド、ブロッコリー、にんじん、アーモンド、いわし、しらす干しなどが挙げられます。なお、いずれのミネラルもサプリメントとしてドラッグストアなどで見かけますが、過剰症も懸念されますので、できるだけ食事で摂ることが望ましいでしょう。

■運動編■

血圧対策に良いのは、有酸素？無酸素？

食事とともに、血圧コントロールの大きな柱となるのが運動です。しかし「私はよく運動しているほうだと思います！」とおっしゃる患者さんから話を聞くと、月1～2回ゴルフでラウンドする程度だった、ということが結構あります。しないよりはよいのですが、それ以外にまったく体を動かす機会がないとしたら、運動による降圧効果はそう期待できません。

運動には有酸素運動と無酸素運動の大きく2種類があることはよく知られています。有酸素運動とは、酸素を使い体内の糖質・脂質をエネルギー源とする、筋肉への負荷が比較的軽い運動を指します。具体的にはウォーキングやジョギング、エアロビクス、水泳などがあります。

これに対し無酸素運動とは、筋肉を動かすエネルギー源として酸素が使われない運動です。

この場合、筋肉にたくわえられたグリコーゲンという糖がエネルギーとして使われます。短距離走や重量挙げなど、短時間で強い負荷がかかる運動が無酸素運動にあたります。このように有酸素運動と無酸素運動とでは、エネルギーの作られ方に大きな違いがあります。

ここで質問です。高血圧の改善には、有酸素運動と無酸素運動、どちらが効果的だと思いますか？

「無酸素運動って、息をつめて力を込めるでしょう？　頭に血がのぼりそうで、血圧にはよくないのでは」

「かといって、有酸素運動も、あまり息がぜいぜいしたら心臓もドキドキするから、血圧が上がりそうだし……」

こう考えると、果たしてどちらが良いのか分からなくなってしまうかもしれません。

しかし実は、「どちらも有効」なのです。ただし、やり方には気をつけなければなりません。ぐっといきんでしまうとその瞬間、血圧は上がりますので、それが繰り返されることはよくありませんし、有酸素運動でもあまりきつくなると、酸素をうまくとりこめなくなり、いきむのと同じような状態になってしまうことがあります。

血圧は「らくちん運動」で下がる⁉

しかし、裏を返せば、そのような「極端に頑張る」ような状態にならないようにすれば、１５３ページで述べたような、運動による降圧効果が得られる血圧コントロール向きの運動になるといえるのです。運動習慣がない人にとって、体を動かすということは周囲が思っている以上におっくうなものです。運動＝つらい、疲れる、面倒、といった先行イメージをもっている人が多いからです。

でも、アスリートならいざ知らず、健康管理のための運動は、確かに強度（きつさ）もある程度は求められますが、それよりも「継続性」が重視されます。つまり、どんなに血圧コントロールに理想的な運動であっても、３日で挫折しては意味がありませんし、月に数える程度、思い出した頃にやる、でも効果は上がりません。比較的ラクにこなせる運動を、コンスタントに行うことが大切です。

ラクにやりたい人こそ「筋トレ」を

血圧を下げる運動療法、というと、普通はまず有酸素運動が筆頭にきます。確かに有酸素運動は国内外の研究で、血圧を下げる効果が報告されており、有用であることは定説となっています。
しかし、後述しますが有酸素運動は毎日30分以上、または週１８０分以上が目安であると、日本高血圧学会「高血圧治療ガイドライン２０１９」には記載されています。健康維持には10分以上の運動を数回に分けて行ってもいい、との見解も出ていますが、まったく運動をしない人にとっては、その10分ですらハードルが高く感じられる人もいるかもしれません。まして忙しい現代人、まして働き盛りの若い世代、となると、なかなか時間がとれない人も多いのではないでしょうか。

もちろん、もともとスポーツ好きなら抵抗ないかもしれませんし、都心で皇居周辺を走る皇居ランなどが流行っていることからも、好んで有酸素運動に取り組む人は一定数いるでしょう。でも、そうではない多くの人にとっては、「もっと短い時間で取り組める運動はないか」というのが本音かもしれません。そこから運動習慣をつける足掛かりをつかめればしめたものです。

そこで、私はまず、そんな運動ビギナーには筋トレをおすすめしています。実際、筋トレ（レジスタンス運動）に降圧が期待できることが複数の論文の解析から報告されています※。「筋トレなんて、もっときついじゃない！」と突っ込まないでください。私が推しているのは、筋トレは筋トレでも、つらくない「ゆる筋トレ」なのです。

ゆるい筋トレ、つまり「少ない負荷をかけ続けて行う筋トレ」を分かりやすく一言で言い表したものが「ゆる筋トレ」です。「ゆる筋トレ」は呼吸を止めずにゆっくりした動作で行う筋トレで、有酸素と無酸素のいいところどりをした運動ともいえます。

なお、コラムでご紹介した英国の研究では、「有酸素運動と無酸素運動の組みあわせ」が、収縮期血圧を下げるのに効果的であるとの結論が出ています。その意味でも「ゆる筋トレ」は理想にかなっているやり方ではないかと考えます。

1日5分程度、週2〜3回でよく、ゆっくりとした動きなのできつさを感じにくいのが特徴です。加えて、家の中でその場でできること、特別な道具はいらないことなどもメリットといえるでしょう。たたみ半畳〜1畳分のスペースがあれば十分です。

必要なのは身一つなので、例えばデスクワークの合間でも、入浴前などのちょっとしたすき間時間でも、思い立ったときにできます。服装も、あまりぴったりした窮屈なものでなければ自由です。実際に、血圧を下げるのに有用な運動として今、多くの医療機関で注目され、患者さんの生活習慣指導に利用されています。

※ Cornelissen VA, Fagard RH, Coeckelberghs E,Vanhees L. Impact of resistance training on blood pressure and other cardiovascular risk factors: ameta-analysis of randomized, controlled trials. Hypertension. 2011; 58(5): 950-8.

家でできる、ゆる筋トレ

ここで、自宅で手軽にできるメニューをいくつかご紹介します。

〈スクワット〉（図表18）

運動の目安：8～10回を1セットとし、1日3セット

キングオブ筋トレの異名をもつスクワットも、ゆっくりと行うと筋肉に負荷がかかり続けるため、きつさをそう感じない割には体に「効いて」きます。

▼ファーストポジション▼

足を肩幅程度に開いて立ち、ヒザを少し曲げる。

つま先は少しだけ外に。手を前に出すことで背中の上のほうの筋肉も使われる。

▼セカンドポジション▼

鼻から息を吸いながら、ゆっくり（4秒程度かけて。以下同じ）腰を落とす。

その後今度は息を吐きながら、ゆっくり元の姿勢に戻る。

注意：立ち上がるときは反動をつけない。ヒザを伸ばし切らないようにする。

〈ニートゥチェスト〉（図表19）

運動の目安：片方の足につき5～10回を1セットとし、1日2～3セット

ヒザと胸を引き寄せる動作で、腹筋や体幹の奥にある筋肉を鍛えます。足だけでなく上半身も

図表18　家でできる、ゆる筋トレ①　スクワット

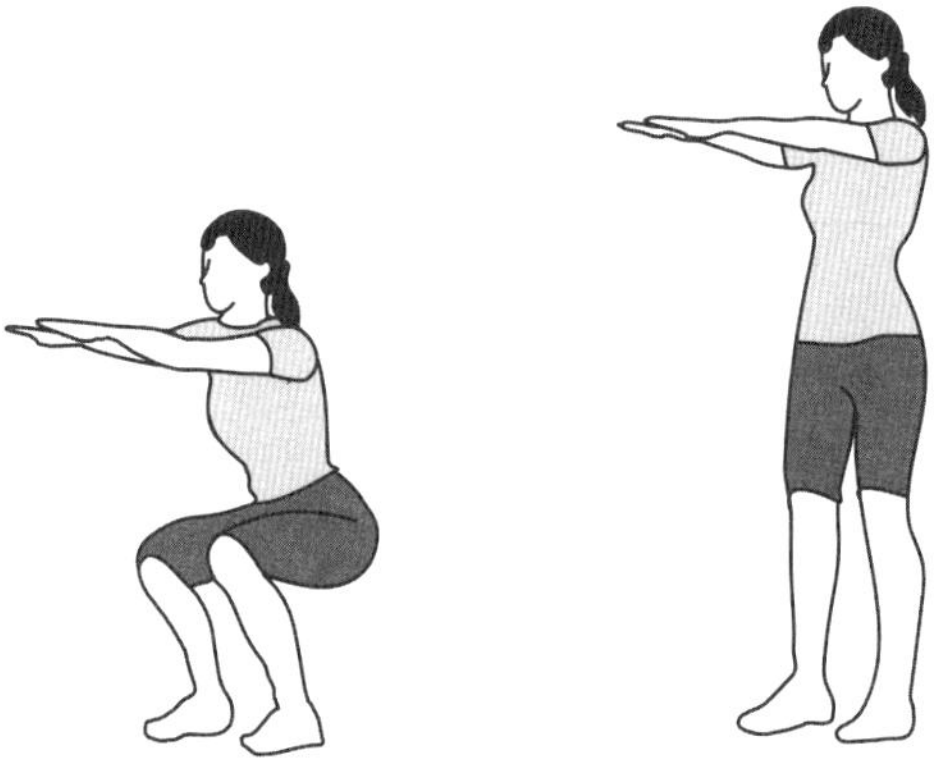

図表19　家でできる、ゆる筋トレ②　ニートゥチェスト

ポイント

- ・腹筋を使ってヒザを引き寄せる
- ・ヒザを引き寄せたら息を吐き切る
- ・腹筋下部の筋トレになる

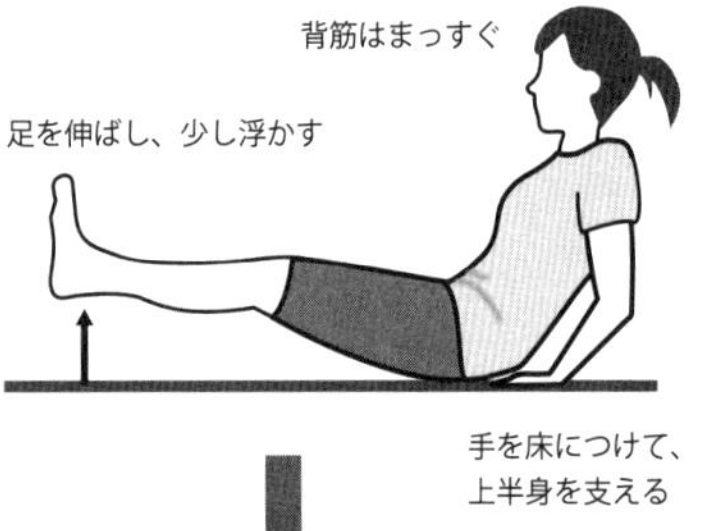

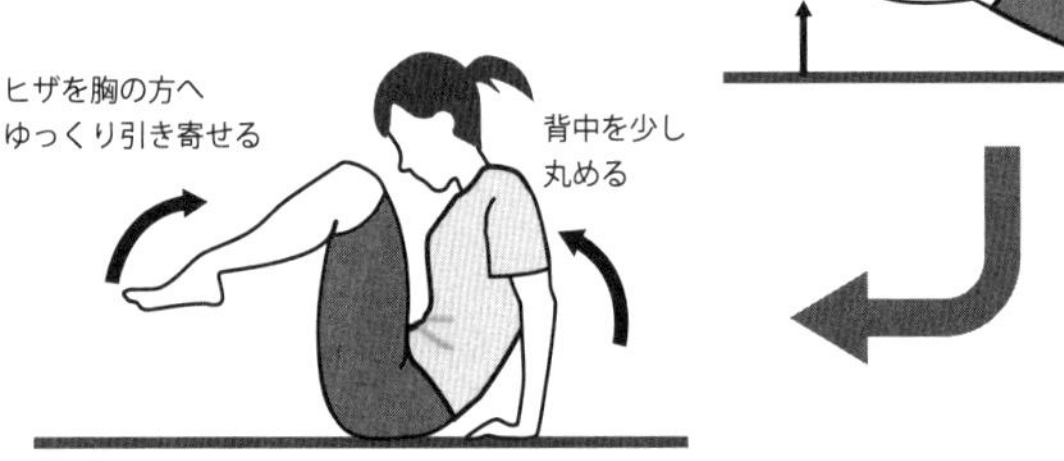

図表20　家でできる、ゆる筋トレ③　アームレッグクロスレイズ

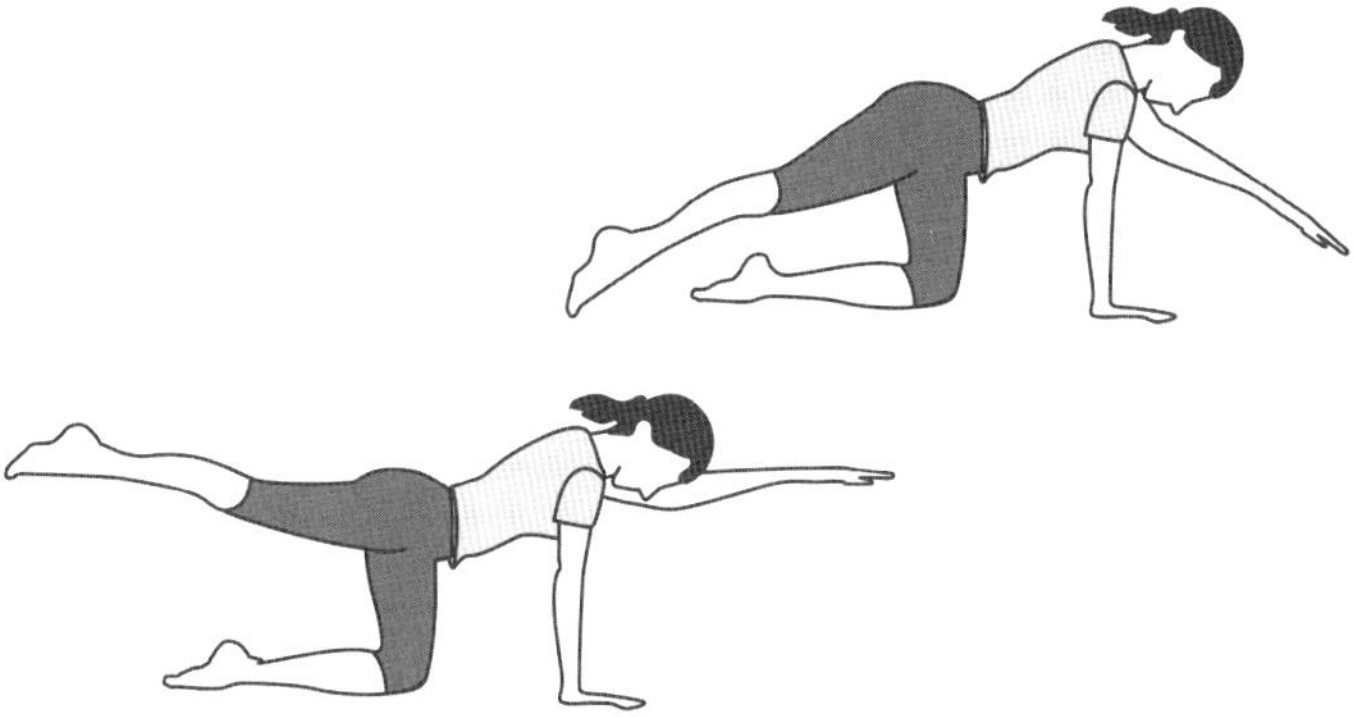

起こして足のほうへ引き寄せるのがポイントです。

▼ファーストポジション▼

床に座り、足を上げる。背中はまっすぐにして、手は床につけて上半身を支える。

▼セカンドポジション▼

息を吐きながらゆっくり上半身を起こし足も上げできるだけ引き寄せる。息を吸いながらゆっくり「ファーストポジション」に戻る。足は床につけない。

筋力に自信のある人向け

〈アームレッグクロスレイズ〉（図表20）

運動の目安：5〜10回を1セットとし、1日3セット

四つん這いになって、手足を上げる運動です。

肩回りの筋肉から体幹、太ももまで全身の筋肉をバランスよく鍛えます。

▼ファーストポジション▼

四つん這いになり、左手と右足を伸ばし、床から少し浮かせる。

▼セカンドポジション▼

口から息を吐きながら、ゆっくり左手と右足を上げる。このとき体はまっすぐにして、ねじらないように。

息を吸いながらゆっくり手足を下げる。

5～10回繰り返したら、上げるほうの手足を替えて5～10回行う。

どのメニューにもいえることですが、大事なのは「筋肉の力が抜ける時間をつくらないこと」。例えばスクワットの動作の途中で、立ち上がったときにヒザを伸ばしきってしまうと関節で足の筋肉を支えるので、筋肉は休んでしまいます。よく、中腰などの中途半端な姿勢でいると筋肉が〝ぷるぷる〟することがありますが、あの状態を運動中につくり出すという感覚です。

筋トレの副次的効果（筋肉量の増加、肥満対策）

運動で得られる効果は、血圧降下だけではありません。体を動かせば筋肉量が増え、筋力がつきます。活動力も高まるので運動量が増え、エネルギーの消費が進み、減量しやすくなるという好循環が生まれます。筋肉量が増えると、「基礎代謝」も増やすことができます。基礎代謝とは簡単にいうと、じっとしていても消費されるエネルギーのことで、内臓を動かしたり体温を調節したりといった生命維持のために使われます。

この基礎代謝量を臓器別に見ると、特に代謝量が多いのは脳、心臓、そして筋肉です。筋肉には大きく、内臓を構成する平滑筋と、手足などの体を動かす骨格筋とがありますが、このうち骨格筋は、運動によって増やすことができます。筋肉量が増えて基礎代謝が上がれば、エネルギーが消費されやすい＝減量が進みやすい体質になる、というわけです。

誤ったダイエットで、極端な食事制限だけを行い運動を怠ると、筋肉量が減ってしまいます。そうすると、見た目は太っていなくても筋肉の割合に比し脂肪が多めという、サルコペニア肥満のリスクが高くなります。また、関節を支える筋力が落ちてしまうため、将来的に、膝痛や腰痛を起こしやすくなるといえます。長い目で見て、体の活動性を高め健康維持するためにも、筋トレはぜひ、習慣にしていただきたいと思います。

有酸素運動の目安

ここまで筋トレの話をしてきましたが、先述のとおり有酸素運動ももちろん、血圧コントロールには有効であり、厚生労働省や日本高血圧学会でも推奨されています。ウォーキングやジョギングなどに代表される有酸素運動を毎日30分以上、または週１８０分以上が目安となっていますが、そうはいっても、ウォーキング、ジョギング、ランニングではずいぶん運動強度（きつさ）に差がありますし、体への影響も違ってきそうです。血圧を効果的に下げるには、どの程度の強さ（きつさ）の運動がよいのでしょうか。

実は有酸素運動でも、強度が上がっていくと、結果的に無酸素運動になってしまうことがあります。有酸素運動をしている間は、先ほども述べたとおり、呼吸で取り入れた酸素がエネルギーをつくる材料となります。しかし強度が高くなると、その酸素だけではエネルギーの産生が追い付かなくなるのです。そうすると、エネルギーを調達するために、体は筋肉にたくわえられたグリコーゲンを分解してエネルギーに充てる、解糖系という別のシステムを使います。

問題なのは、このとき筋肉から疲労物質もつくられ、それが心臓に負担をかけてしまうことです。全力で走ったときに、息があがってぜいぜいし、心臓がばくばくいうようなときがこれにあたります。当然、心拍数も上がり、血圧上昇にもつながります。

運動＝頑張るもの、というイメージが強いと思いますが、血圧コントロールを目標にするなら、有酸素運動も「頑張り過ぎない」程度が適切なのです。

嫌気性代謝閾値とは

それでは「頑張り過ぎない」とはどの程度の強さなのでしょうか。

「頑張り過ぎない」の簡便な目安としては「汗ばむ程度」。まったく汗をかかないのでは効果薄ですが、玉のような汗をしたたらせながら行っても、実は効率の良い有酸素運動になっていないことが多いのです。ジョギングでも、周囲の景色を楽しむ余裕があるくらいのスピードで、20〜30分、できるだけ毎日続けることが望ましいといえます。もっと客観的な指標としては「嫌気性代謝閾値（AT）」という数値を知っておくとよいでしょう。これは高血圧だけでなく糖尿病や肥満対策の運動療法でも目安とされています。これは大雑把にいうと、「有酸素運動でもやや強めの運動で、できれば無酸素運動に変わる手前くらいの」心拍数です。〝ぎりぎりのライン〟、つまりこれ以上、強くなったら無酸素運動になってしまう境目の心拍数といってもいいでしょう。

嫌気性代謝閾値は、医療機関では運動負荷試験という検査を行い、心拍数や酸素摂取量、呼気ガスの分析などのデータから算出されますが、安静時の心拍数をもとに、簡易的に算出することもできます。

嫌気性代謝閾値の求め方（簡易式）

ＡＴ＝（最大心拍数（２２０－年齢）－安静時心拍数）×０・75＋（安静時心拍数）

心拍数は脈拍数とほぼ一致します。楽な姿勢で椅子に座り、手首の関節からやや肘寄りの親指側を、もう一方の手の人さし指、なか指、くすり指をそろえてそっと押さえます。時計を見ながら15秒間測り、４倍すれば１分間の脈拍数が出ます。健康な人の安静時の脈拍数は60～80程度／分です。

安静時脈拍数が測れたら、上の式の安静時心拍数にその数値をあてはめ計算します。０・75で得られた心拍数ではややきつい場合は、０・７にしてみましょう。

こまぎれ運動は「体を動かすクセ」をつけるのに有効

多忙なビジネスパーソンなど、運動のためにわざわざ時間を割けない、という人もいると思います。その場合、日常生活の中で運動ができるチャンスはないか探してみましょう。例えば朝の通勤時に、駅やバス停１つ分を歩けば、かなりの運動になります。朝に時間をとれないという人は、昼休みにオフィスの階段を上り下りする、というのでもよいでしょう。距離や時間を増やせなくても、早足で歩いたり、歩行と小走りを交互にしてみたり、といった歩き方の工夫をするだけでも運動量は増えます。理想としては、有酸素運動であれば先述のとおり、1日30分以上ないし週180分以上で、できるだけまとまった時間がとれればいいのですが、難しければ、体を動かす「運動グセ」をつける意味でも、こまぎれであってもしないよりはずっとよいと私は考えます。

私は患者さんに、まずは1日10分のウォーキングから始めて、自分のペースで徐々に時間をのばしていくことと、それに加えて、日常生活のなかでできるだけこまめに歩く機会を見つけてくださいね、とアドバイスしています。歩くのであれば、歩数計を使って実際に何歩歩いたのか記録すると、励みになったり目標ができたりして、長続きの助けになるでしょう。

目安は1日8000〜10000歩ですが「自分は仕事をしているので、結構歩いているつもり」と思っていても、記録をつけると思ったほど歩いていなかった、ということも患者さんとの話のなかでよく聞かれます。今はスマホのアプリがあるので、歩数のカウントや記録も手軽にできるようになっています。

なお、家事も意識して体を動かせばちょっとした運動になります。拭き掃除のときに腕を伸ばして大きく振ったり、つま先立ちで作業をしたりなど、ちょっとしたことでも動作を大きくしたり、素早くしたり、筋肉に負荷をかけたりすればちょっとした運動になるでしょう。家事だけではなかなか、目安となる1日30分以上の有酸素運動と同等の運動量は確保できませんが、体をこまめに動かすことで運動グセをつけることは、血圧コントロールのモチベーションを高めるという点でも意味があると考えます。

Column

通勤時の「かかと上げ下げ」で血圧コントロール

なんとなく時間をやり過ごしがちな通勤電車内でおすすめなのが、「かかと上げ下げ」です。立ったまま、つま先立ち、つまりかかとを上げ、ストンとかかとを落とす動作を繰り返すだけの簡単な運動です。つり革や手すりにつかまったままでもかまいません。

足は第2のポンプとも呼ばれています。心臓から送り出された血液は全身を巡りふたたび心臓へかえってきますが、心臓から遠い足の血流は筋肉を動かすことでそれがポンプの働きをして、血液を心臓に送り返す助けになります。筋力が弱いとさびついたポンプのようなもので、血液が滞りやすい、つまり血管内の血液量が多くなりやすいため、血圧が上がるリスクになってしまう、というわけです。かかと上げ下げでふくらはぎの筋肉に刺激を与えれば血液循環がよくなり、血圧を下げるのにも有用。コツは、前述の「ゆる筋トレ」同様、できるだけゆっくり、かつ高くつま先立ちになり、かかとを下げるのもゆっくり行うことです。

■ストレスマネジメント編■

リラックスすると血圧が下がる

第2章で、一時的なイライラなどの気分の高まりが血圧を上げることはあっても、それ自体は問題ではないと話しました。健康な人であれば時間とともに緊張状態がおさまり、それとともに血圧も自然に下がるからです。しかし、現代はストレス社会。緊張状態が毎日のように続くと、血圧の高い状態も慢性化し、そのまま高血圧に移行してしまう恐れがあります。

ストレスは大きく「肉体的ストレス」と「精神的ストレス」に分けることができます。前者には疲れや体の緊張状態、睡眠不足、また気温や湿度などの気候条件も入ります。後者にはイライラやくよくよといった怒りや不安、落ち込み、また何かにエキサイトすることなどによる興奮状態もストレスになります。先述のとおり、ストレスで緊張状態になると交感神経が優位に立ち、血管が収縮し血圧が上がります。ストレスは外部からのなんらかの刺激による緊張全般を指しますので、生きている以上、まったくなくすことはできません。

問題なのは、ストレスに対し過剰に反応したり、ため込んだりすること。そこをいかに上手に対処するか、が、血圧のコントロールの良し悪しも左右します。

緊張の反対は弛緩、リラックスですので、緊張したときすみやかにリラックス状態へと心身を調節したり、普段からリラックス状態をできるだけ維持することが大切です。それにより副交感神経が優位に立ちやすくなり、血管が拡張して血圧も安定しやすくなるからです。

体をあたためる

まずは誰でもできることから。先述のとおり、体が冷えていると血圧は上がります。あたたまっているほうが、血圧は高いようなイメージをもたれがちですが、このとき血管は拡張するので、むしろ下がりやすくなるのです。確かに激しい運動をした直後などは呼吸も早くなり、酸素を全身にスピーディーに届けるべく心拍数も上がりますので、血圧は一時的に上がりますが、その後副交感神経が優位に立ち、血管が拡張して降圧作用をもたらすことは運動の項で話したとおりです。

体をあたためることは、「いる部屋をあたためる」と、「体表をあたためる」の2つの意味をもちます。どんなに部屋をあたためても、体表が冷たければ血管は拡張しませんので、血圧は高くなってしまいます。指先や首の後ろなど、外気で「ひやっ」としやすい部位は特に気をつけて、保温を心掛けましょう。冷たい水に指先が触れるだけでも、数十㎜Hg程度の血圧上昇が見られるといわれています。冬場は朝晩の冷え込みが血圧上昇を招き、命とりになることもあります。

体をあたためるといえば、日本の湯船にしっかりつかる入浴はやはり有効といえます。若い世代ではシャワーですませてしまう、という人も多いかもしれませんが、特に寒い季節はお風呂で体をあたためることは全身の冷え解消につながり、血圧コントロールに有用といえるでしょう。かといって、熱い湯温でさっと入りすぐ出るような「カラスの行水」ではあたたまりません。一般的には40℃程度の湯温といわれますが、10～15分くらいゆっくりつかれる湯温にするのが望ましいでしょう。

Column

ヒートショックに注意

入浴で体をあたためるのがよいとはいえ、「気温差」への配慮がないと一転、危険にさらされるので要注意です。脱衣所で裸になると、全身の皮膚が寒い外気にさらされるために、血圧は上がりやすくなります。その状態で熱い湯船に入ると、今度は急にあたためられるために血管が拡張し、血圧は下がります。そしてお風呂上りに再び寒い脱衣場に出ると血圧は一気に急上昇。このように短時間で血圧が乱高下しては、体にいいはずがありません。血圧の変動が急激に起こることで、血管が詰まったり破れたりしやすくなり、脳出血や脳梗塞、心筋梗塞といった命に関わる疾病を引き起こしかねません。

厚生労働省の調査によると、入浴中の溺死等の事故件数は、平成26年時で４８６６件、平成16年から26年の10年間で１・７倍にも増えています。また、東京都のデータでは、入浴中の事故死は12月～2月の冬季に全体の5割が集中していることから、その多くはヒートショックによるものと考えられます。

年代別では圧倒的に65歳以上が多いものの、40代前後の若い世代にも起こります。

第1章で話したような、真冬の早朝マラソン後の入浴中、脳幹出血で亡くなったケースなどはこれにあたるでしょう。高血圧や動脈硬化を指摘されている人、喫煙する人は特に警戒が必要です。浴室内と脱衣所の気温差ができるだけ小さくなるよう、脱衣所をあらかじめあたためておく、浴室も一番風呂で寒いときには温水シャワーを浴室内によくかけるなどであたためる、などの工夫をしましょう。

〈浴室内〉

・シャワーでお湯を張る→高い位置からシャワーでお湯を張ると、浴室全体があたたまりやすくなります。

・湯温設定は40～41℃を目安に→湯温が高いほどヒートショックのリスクが高くなります。ただ、お湯を張るときには、最後の数分程度の湯温を高くしておくと、浴室内があたたまりやすくなります。（その後、普段の湯温設定に戻すのを忘れずに）

・浴室の窓に注意→寒い日に大きく開けておかないなど、こまめに気をつけましょう。

〈脱衣所内〉

・温熱パネルなど暖房器具の活用→浴室との気温差をできるだけなくしましょう。
窓まわりの断熱→内窓をつける、断熱シートやカーテンの利用などで、気温の低下を防ぎましょう。

腹式呼吸

普段、ストレスを感じると私たちは意識、無意識を問わず呼吸が浅く、また速くなるものです。嫌いな人と会うとき、時間に追われているとき、大勢の前でのプレゼンなどで、どうも胸から上のほうでしか呼吸ができていない、息があがったような状態になった経験はないでしょうか。これは交感神経が優位に立っているあらわれともいえるでしょう。つまり、リラックスして副交感神経を優位にするにはその逆である、深呼吸が有効です。

たかが呼吸、と思われるかもしれませんが、合気道にしろ気功にしろ、昔から知られている伝統的な武術には呼吸を重んじているものがたくさんあります。ヨガやピラティスなどの、現代人にも人気のエクササイズも、呼吸法をマスターすることが求められます。呼吸を整えることで心身を安定させると、ベストなパフォーマンスが引き出されやすいことは、スポーツ分野に限らずよく知られていることです。

深呼吸は肺の下にある横隔膜を下げて肺への空気の取り込みを増やす呼吸で、腹式呼吸とも呼ばれます。実際に、腹式呼吸で収縮期血圧に統計上有意な低下をみとめた研究報告もあります。

〈腹式呼吸のやり方〉（図表21）

1．姿勢は立位や座位（椅子に座る）でもできますが、イラストのように仰向けになると自然

図表21　腹式呼吸のやり方

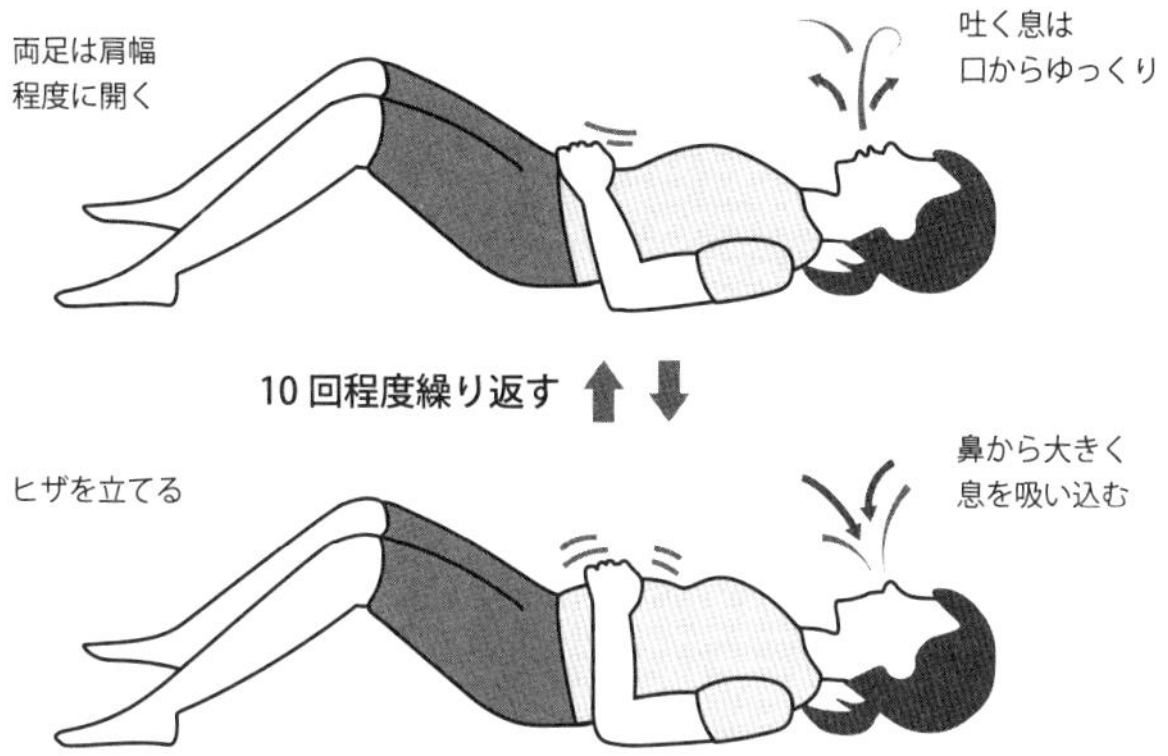

お腹の上に手を当てて息を吐いたときにお腹がへこみ
息を吸ったときにお腹がふくらむ感じを手で確認する

に体幹が伸び、空気の出し入れが感じられやすいのでおすすめです。立位や座位の場合は、猫背でお腹を圧迫することのないよう背すじを伸ばします。体の余計な力は抜きます。

2. お腹がへこむのを意識しながら、口からゆっくり息を吐き切ります。

3. 鼻からゆっくり息を吸い込みます。このときお腹がふくらむのを意識できるよう、おへそのあたりに手を当てながら吸うとよいでしょう。

4. ふたたび口からゆっくり息を吐き出します。手はお腹に当てたままにし、お腹がへこんでいくのを感じながら行うとよいでしょう。

腹式呼吸は、いつどのくらいしなけれ

ばならない、というルールはありませんが、次のようなときに行うと血圧コントロールに特に有用と考えます。

○朝、布団から出る前

寝ている間、血管は拡張しており血液の循環も日中ほど活発ではありません。このとき副交感神経が体をコントロールしているといえます。

朝、目覚めると体温や心拍が徐々に上昇し、血流も活発になってきますが、急に起き上がってばたばたと動くと、こうした体の各機能の調節が追い付かず、めまいや動悸、貧血を起こす恐れがあります。

また、睡眠中は水分を摂らないため、血液も水分が少なめ。もし動脈硬化があり血管が狭くなっていたりすると、朝、急に動いたときにスムーズに血液が流れず、詰まって脳梗塞や心筋梗塞などのアクシデントが起きないとも限りません。

目が覚めたら布団の中で思い切り手足を伸ばし大きく伸びをしながら深い呼吸をすると、体に十分な血液が行き届きやすくなり、すっきり起きられるとともに、万一の事故を防ぐことにもつながります。

○昼、ストレスを感じたとき

腹式呼吸はすぐにできる最も簡単なストレス対処法です。イラっとしたときなどにその場で

1回、腹式呼吸をするだけでも落ち着いてくるものです。血圧の上昇も抑えてくれるでしょう。

○夜、寝る前

睡眠不足も血圧にとってはよくありません。寝る前に神経が高ぶっていたりすると寝つきが悪く、深い眠りが得られにくくなります。明日の予定や仕事のことが気になってすぐ眠れない、という人も少なくないかもしれません。そんなときは呼吸も浅くなっているものです。意識して、腹式呼吸を行うことでリラックスモードにすることが良い寝つきをさそいます。

十分な睡眠で心身のメンテナンスを

「睡眠負債」という言葉を聞いたことがある人も多いのではないでしょうか。これは心身にダメージを及ぼす危険性があるほどの、慢性的な睡眠不足を指しています。現代人は仕事や育児、介護などで時間に追われ、睡眠負債を抱えがちです。「寝る時間を削っても、元気でいられたらいいのに」などと、いわゆるショートスリーパーに憧れる人もいるようですが、それは幻想にすぎないと私は考えます。

そもそも睡眠は「メンテナンスの時間」。脳内を整理して記憶を固定させたり、成長ホルモンの分泌等で傷ついた細胞を修復し疲労をとったり、免疫機能を高める重要な役割を担っており、そのためには十分な時間を必要とするからです。世界的に影響力のある米国の国立睡眠財団では、成人の場合で7～9時間の睡眠を推奨しています。しかし厚生労働省の調査によると、日本の成人における平均睡眠時間は7時間未満の人が約7割にものぼり、経済協力開発機構（OECD）の最新の国際比較調査でも、日本の平均睡眠時間は調査国中、もっとも短いと発表されています。

「5時間睡眠の人は7時間睡眠の人と比べてカゼにかかる人が4・5倍」との米国の研究報告もあります。体の免疫力を高めるためにも、しっかり眠ることはとても大事なのです。

睡眠中は副交感神経が優位に立ち、血圧も下がります。よって、血圧にとっても、睡眠を十分にとることは重要です。ただし、単に布団に入っている時間が長いだけでは、「十分な睡眠」とはいえません。

例えば朝、起きたばかりなのにもかかわらず「疲れがとれていない」「寝た気がしない」なんて経験は、ありませんか？ 昼間、むしょうに眠い、なんてことはありませんか？ これらは、睡眠時間自体はとれていても、熟睡できていない＝十分な睡眠になっていないサインです。

疲労感や寝不足によるイライラはストレスとなり、血圧を上げてしまいます。活動と休息のメリハリがついていて、寝ているときにはしっかり休息できていることが、血圧の上昇を抑える条件といえるでしょう。

それでは、夜ぐっすり眠るためにどうしたらいいでしょうか。睡眠といわれるとつい、就寝時のことばかり考えがちですが、実は、注目すべきはむしろ「日中の過ごし方」にあります。というのも、朝起きたときから、体の中ではその日の夜に眠るための準備がすでに始まっているからです。

良い眠りを導く過ごし方のポイントを、朝、昼、晩別に列挙してみました。とりわけ「朝の光」「運動」そして「夜のスマホを控える」は、夜更かししがちな現代人にとって、睡眠のリズムを整えるためにとても重要です。

〈朝〉

○光を浴びる

日光を浴びると、およそ16時間後、睡眠ホルモンとも呼ばれるメラトニンの分泌が促され、眠りにつきやすくなることが知られています。日光を浴びることはまた、脳内で心の安定に働くセロトニンという物質が分泌され、ストレス解消にも効果的です。

○朝食をきちんと摂る

人間の体には睡眠と覚醒のリズムや自律神経、ホルモンを調整する体内時計が多数備わっているとされています。ただしいずれもぴったり24時間周期ではなくずれが生じます。それをリセットするのが、日光や朝食というわけです。胃腸に、食べ物による刺激が加わることで、覚醒―休息のリズムが整いやすくなるのです。

〈昼〉

○15分以内の昼寝でリフレッシュ

近年では〝昼寝〟を就業時間中にとりいれる企業も増えてきていると聞きます。12:00〜15:00までの間に10〜15分程度うたたねすると、脳がリフレッシュされて午後の活動に好影響をもたらすことが分かってきています。ただし1時間も寝てしまったり、夕食後に寝てしまうと、夜、寝つきが悪くなったり熟睡できなくなったりするので要注意です。

○夕方の運動が寝つきをよくする

人は眠りにつくときに体温が下がり、その幅が大きいほど寝つきがよくなることが分かっています。

人間の体温は日内で変動し、夕方最も高くなります。よって、そのピークを高くしておくと夜にかけての下がり幅が大きくなり、寝つきがよくなります。

16:00〜19:00頃が良い眠りに適した運動タイム。この時間帯にできるだけ歩くようにするなど、運動量を増やすとよいでしょう。

〈晩〉

○寝る１～１・５時間前に、ぬるめの湯で入浴

入浴で少し体温を上げておくと、布団に入る頃に下がり、寝つきやすくなります。ただし熱いお風呂は興奮をつかさどる交感神経が活発になり、覚醒してしまうので逆効果です。

○スマホやＰＣは早めにオフ！

夜遅くまでこれらに没頭して、強い光を目に入れてしまうと、脳が興奮して寝つきにくくなります。良い眠りのためには、床に入る１時間前にはシャットダウンを心掛けましょう。

これらに加え、前項の「寝る前の腹式呼吸」も寝つきをよくする良習慣として取り入れるとよいでしょう。

脳ドックで病気の早期発見を！

おもに第３、４章で紹介した、脳血管疾患や脳の微細な出血が背景にあると思われるパフォーマンス低下は、血圧コントロールによってその多くは未然に防ぐことが可能です。しかし、血圧が正常範囲だからといって、絶対にこれらの、ときに命が脅かされる疾患が、１００％起こらない、とはいいきれません。繰り返しになりますが、人の体はそもそも加齢の

影響を受けますので、血管も自然な老化で傷みやすくなりますし、それに加えて血圧のみならず、血糖値や脂質の状態が悪ければ、代謝異常が起こり、血管が詰まりやすくなってしまいます。まして、これまで１２０㎜Hg以上の、血圧が高めだった人は、すでにその影響が血管にあらわれ始めている可能性も否定できません。

すでに脳に起こっている病変は、生活習慣の見直しだけでは対処できないものもあります。場所によっては、投薬などによる治療や、慎重に経過観察をすることが必要になるケースもあります。例えば、第3章でも話しましたが脳動脈瘤のなかには、場所や大きさによって、破裂しないよう早めに処置すべきものがあります。早期発見、早期治療できれば、クモ膜下出血で突然命を奪われずにすみます。そうした早期発見に有用なのが、脳に特化した健診、脳ドックです。

「ドックなんて、具合が悪くもないのに病気をわざわざ見つけるようなもの」「心配のタネが増えるし、余分な医療費がかかる」そう敬遠する人がいますが、果たしてそうでしょうか。

脳に限っていえば、脳の病気は大きな発作が起こると命に関わったり後遺症が残ったりしますが、その前兆を検査で把握することは可能です。確かにその段階では、症状はまずありませんが、いつ爆発する（発作を起こす）か分からない病気の火種を抱えているよりは、早く消してしまうほうがその後安心して過ごせることは明らかです。

知ってしまうことで心配が増える、というのは分からなくもないですが、自分の脳に何か病気の芽があるのかないのかを知らずにいるほうが、もっと怖いのではと思います。医療費についても、早期のうちに手を打てれば、放っておいて大発作になった場合にかかる医療費よりはずっと安くてすむはずですので、少なくとも余分な費用、とは思いません。

脳ドックの主流は磁気と電磁波で脳内部を撮影するＭＲＩです。ＭＲＡといって、血管に特化した撮影を同時に行う施設も増えています。ＭＲＩでは脳出血、脳腫瘍、脳梗塞などの早期発見にすぐれており、ＭＲＡでは脳動脈瘤やクモ膜下出血などが調べられます。

なお、第３章で話した脳梗塞のなかでも重症度が高い心原性脳梗塞は、頸動脈の動脈硬化が進んでいると発症リスクが高くなります。これは頸動脈エコー検査で調べることができますので、せっかく脳ドックを受けるのであれば、オプションでつけることをおすすめします。

脳ドックの料金は、施設やメニューによって開きがありますが、３万円前後が目安です。若い世代ではそう頻繁に受ける必要はありませんが、収縮期血圧が１２０㎜Hg以上の人は、一度は受けてチェックしておくほうが安心です。それ以外の人は、脳血管疾患のリスクが上がる40歳以上で一度受け、何か経過観察すべき異常が見つかったら、検査施設のアドバイスにしたがい定期的に受けるようにするとよいでしょう。

「遠隔診療」を利用して積極受診を！

高血圧の治療は、遠隔診療（オンライン診療）との相性が非常によい疾患の一つと考えます。すでにご存じの方も多いと思いますが、手持ちのスマートフォンやパソコンから、オンラインのビデオチャットで診療を受ける仕組みを指します。なお、現在のシステムでは、処方箋は郵送が基本です。

実際、遠隔診療を利用している人のなかで、高血圧が最も多く診療されている症状であるといわれています。高血圧のほか、糖尿病や脂質異常症といったいわゆる生活習慣病で、継続した投薬治療が必要な場合に、遠隔診療のメリットは大きいといわれています。

高血圧症は日々家庭で測定した血圧の結果を医師と共有して診療が行われるため、特にＩＴに慣れているビジネスパーソンにとって、その活用メリットも大きいと考えられます。通院のために時間を割かなくてもすむ、待ち時間がなく受診が可能であることも、忙しいビジネスパーソンにとっては大きな利点といえるでしょう。

米国の研究で、高血圧患者に対し、家庭での血圧測定に加えて遠隔医療で治療介入した結果、血圧のコントロールが良好になり、心筋梗塞等の高血圧を背景とする発作の発生率も抑制される傾向が認められたとの報告もあります。

自分が高血圧であることは、健康診断などから分かってはいるのだけど、時間もないしなかなか受診する気になれない……遠隔診療は、そのような人の受診を〝後押し〟してくれる選択肢だと考えます。公的保険診療では、初診後３カ月間は対面診療が必要であることや、３カ月連続でのオンライン診療を利用することは不可などの条件があるものの（２０２０年現在）、今後ますます、注目されていく受診のあり方と考えられます。

当院でも遠隔診療を行っており、時間があるときには通院し、忙しいときには〝すき間時間〟でオンライン受診、と使い分けをしている人もいらっしゃいます。ぜひＩＴを利用した先進的なシステムを、ご自身の受診へと活かしてください。

おわりに

この本をひととおりお読みくださった方は、高血圧が高齢者だけの問題ではないことや、大切な脳にとって大きなダメージとなり得るかが、お分かりいただけたものと思います。

血管は全身に張り巡らされていますから、その血管にダメージを及ぼす高血圧は「全身病のもと」といっても過言ではありません。本書ではおもに脳に絞った話でしたが、全身の血管が傷みますから、脳だけの問題にとどまるものではありません。

昨今は糖質オフブームなどもあり、高血糖に対する関心は若い年代の方も高いように思います。しかし高血圧はまだまだ、「他人事」のようにとらえられがちなので、この機会にぜひ、目を向けていただきたいです。幸い、近年は血圧を手軽に測れるデバイスも登場してきました。正確さは日本高血圧学会が推奨する家庭用血圧計には劣りますが、日々、継続的に測る「習慣をつける」意味では十分に有用と考えます。体重計にのるのと同じような感覚で、血圧もぜひ、継続的に測ってください。

これからは健康に〝投資〟するという考え方が、健康長寿をかなえるうえで大事と思っています。医者に注意されたから、とか、家族に言われたから仕方なく、ではなく、積極的に「健康な自分」の将来像を自分でつくっていってほしいのです。それは将来の出世なり起業なり、ビジネスでの成功を目指して外国語を学んだり、資格をとったりするのと同じである、と私は考えます。しかも、どんなに資格をとっても、技術を習得しても、「健康」でなければそれらを活かすことはできません。何はなくとも健康であるためにどうしたらいいかを、若いからこそ真剣に考えてほしいのです。若いから無茶しても大丈夫、という考え方では将来、きっと後悔するでしょう。

現に、健康寿命は平均寿命のマイナス9～12歳であり、ぴんぴんころりを願っても実際そのような大往生を遂げる人はわずかであることも皆さんよく分かっているはずです。

投資といっても、お金を使え、といっているのではありません。本編で紹介した食事の工夫にしろ、運動にしろ、コストはほとんどかからないはずです。それで将来、突然死を避けることができ、脳機能の低下も抑えられる可能性が高くなるなら、実に効率が良いではありませんか。しかも早ければ早いほど、効果が期待できます。40代、50代になって、高血圧が進んでしまってからでは、手遅れとまではいいませんが、かなりの努力が必要ですしそれでどれだけ重大な病気を防げるかは、若い頃から取り組んだ場合よりも期待できないかもしれません。今、この本を手にとってくださった若い年代の人は、とても幸運なのです。

将来にわたり健康であるためのなんらかの取り組みは、すべて自分自身に返ってきます。若くして不幸にも突然死で人生の幕を下ろしてしまう、そんな悲しいことがなくなることを心から願っています。

最後までお読みくださり、ありがとうございました。

参考文献

〈書籍・雑誌・資料〉

鄒 鶤：アンギオテンシン受容体とアミロイドβタンパク質産生．Journal of Japanese Biochemical Society. 2016; 88(6): 771-775.

小久保喜弘：国内外の脳卒中の推移　日循予防誌　第52巻　第3号　２０１７年

日本生活習慣病予防協会　２００９年REGARDS研究／ティーペック健康ニュース第３２２号　２０１９年7月10日発行

オムロン HeartGuide（医療機器認証取得）

リンク・ダイエット２０１９年1月4日掲載「運動vs.薬、高血圧に『より』効くのはどっち?」

Appel LJ1,et al: A clinical trial of the effects of dietary patterns on blood pressure. DASH Collaborative Research Group. N Engl J Med. 1997; 336(16):1117-24.

田中美智子、長坂 猛ほか：意識的腹式呼吸がもたらす高齢者の自律神経反応及びホルモン変化．形態・機能．2011; 10(1):8-16.

〈ホームページ〉

一版社団法人日本循環器学会 禁煙推進委員会ホームページ「喫煙の健康影響・禁煙の効果」

一般社団法人日本脳卒中学会ホームページ「脳卒中治療ガイドライン」

JACCSTUDY ホームページ・研究成果の紹介「クモ膜下出血死亡の危険因子について」

日本高血圧学会ホームページ

国立研究開発法人国立循環器病研究センター 循環器病情報サービス

日本生活習慣病予防協会ホームページ

著者プロフィール

尾﨑 聡（おざき さとし）

1995年山口大学医学部卒。市立岸和田市民病院、国立下関病院、脳神経外科東横浜病院、水戸協同病院、横浜新都市脳神経外科病院に勤務。横浜新都市脳神経外科病院では脳神経外科部長を務める。2014年にえびな脳神経外科開院に伴い院長に就任。日本脳神経外科学会専門医、日本脳神経血管内治療学会専門医、日本脳卒中学会専門医。

大学卒業以来20年以上にわたり脳疾患診療に携わり、2000件を超える手術を担当。現在は認知症や脳血管疾患の後遺症をもつ患者に対し、リハビリテーションの指導などを行っている。医師人生のほとんどを、脳梗塞・脳出血やクモ膜下出血などの脳卒中診療に尽力してきた、脳血管疾患診療のスペシャリスト。

本書についての
ご意見・ご感想はコチラ

サイレントキラー
血圧が120を超えたら読む本

2021年1月29日　第1刷発行

著　者　　尾﨑 聡
発行人　　久保田貴幸

発行元　　株式会社 幻冬舎メディアコンサルティング
〒151-0051　東京都渋谷区千駄ヶ谷4-9-7
電話　03-5411-6440（編集）

発売元　　株式会社 幻冬舎
〒151-0051　東京都渋谷区千駄ヶ谷4-9-7
電話　03-5411-6222（営業）

印刷・製本　瞬報社写真印刷株式会社
装　丁　　弓田和則

検印廃止

Printed in Japan
ISBN 978-4-344-93205-0 C0047
幻冬舎メディアコンサルティングＨＰ
http://www.gentosha-mc.com/